Carinho é muito bom!

Guia de massagem
para o bem-estar do bebê

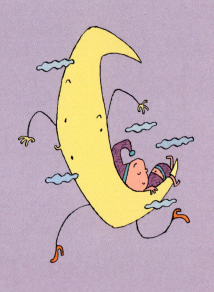

Mercè Simón • Marián Sánchez • Queca Elizalde

Carinho é muito bom!

Guia de massagem
para o bem-estar do bebê

Dados Internacionais de Catalogação na Publicação (CIP)
(Câmara Brasileira do Livro, SP, Brasil)

Simón, Mercè
　　Carinho é muito bom! : guia de massagens para o bem-estar do bebê / Mercè Simón, Marián Sánchez, Queca Elizalde. – São Paulo : Paulinas, 2014. – (Coleção conviver)

　　ISBN 978-85-356-3458-7

　　1. Massagem - Uso terapêutico　2. Massagem para bebês　3. Massagem para crianças　4. Reflexologia (Terapia)　5. Toque em bebês - Uso terapêutico　6. Toque em crianças - Uso terapêutico　I. Sánchez, Marián.　II. Elizalde, Queca.　III. Título.　IV. Série.

13-02026　　　　　　　　　　　　　　　　　　　　CDD-615.822

Índice para catálogo sistemático:
1. Massagem para crianças : Terapias físicas : Ciências médicas　615.822

1ª edição – 2014

Título original da obra: *Masaje para bebés – Una guía paso a paso para lograr su bienestar*
© 2003 Parramón Ediciones, S.A. Barcelona, Espanha.

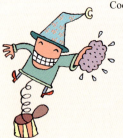

Direção-geral: *Bernadete Boff*
Editora responsável: *Andréia Schweitzer*
Tradução: *Maria Luisa Garcia Prada*
Copidesque: *Mônica Elaine G. S. da Costa*
Coordenação de revisão: *Marina Mendonça*
Revisão: *Sandra Sinzato*
Gerente de produção: *Felício Calegaro Neto*
Projeto gráfico: *Manuel Rebelato Miramontes*
Capa e diagramação: *Telma Custódio*
Ilustrações: *Víctor Escandell*
Fotos: © *Sonia Chatelain – Fotolia.com (Capa)*
Ju Vilas Bôas (pp. 85, 110-111)
Noelle Lourenzo (pp. 8-9, 13)

Nenhuma parte desta obra poderá ser reproduzida ou transmitida por qualquer forma e/ou quaisquer meios (eletrônico ou mecânico, incluindo fotocópia e gravação) ou arquivada em qualquer sistema ou banco de dados sem permissão escrita da Editora. Direitos reservados.

Paulinas
Rua Dona Inácia Uchoa, 62
04110-020 – São Paulo – SP (Brasil)
Tel.: (11) 2125-3500
http://www.paulinas.org.br – editora@paulinas.com.br
Telemarketing e SAC: 0800-7010081
© Pia Sociedade Filhas de São Paulo – São Paulo, 2014

Apresentação

A massagem infantil é uma arte que convida à comunicação entre pais e filhos. A extrema sensibilidade do maior órgão de nosso corpo, a pele, nos oferece um mundo ilimitado de sensações que, em muitas ocasiões, serão portadoras de valiosas mensagens.

Pelo sentido do tato, podemos estreitar a relação com nossos filhos, transmitir-lhes calma, afeto e segurança.

A massagem pode se transformar em uma maneira a mais de alimentar nossos bebês. Uma nutrição afetiva baseada no toque e no calor humano, elaborada com ingredientes que deverão estar presentes ao longo de toda nossa vida em comum: amor, compreensão, carinho e respeito.

A proximidade que a massagem proporciona nos dá a oportunidade de ampliarmos a comunicação com nosso bebê, e o fato de estarmos atentos à sua linguagem não verbal nos ajuda a aprimorar qualidades especiais para conhecer e atender melhor suas necessidades. Se desde pequeno ele se habitua ao contato físico com seus entes queridos, seu desenvolvimento, tanto físico quanto emocional, será mais completo e positivo.

Embora não consiga expressar-se com palavras, o bebê também sente cansaço, solidão e ansiedade. Nessas ocasiões, o simples toque de nossas mãos agirá de maneira milagrosa sobre seu organismo, transmitindo-lhe calma e segurança. O tempo passa, nosso filho aprende a falar e, quando menos esperamos, ele nos surpreende com um pedido de massagem. Então, saberemos que esse é o seu modo de dizer que quer sentir o carinho e o bem-estar que nossas mãos lhes proporcionam.

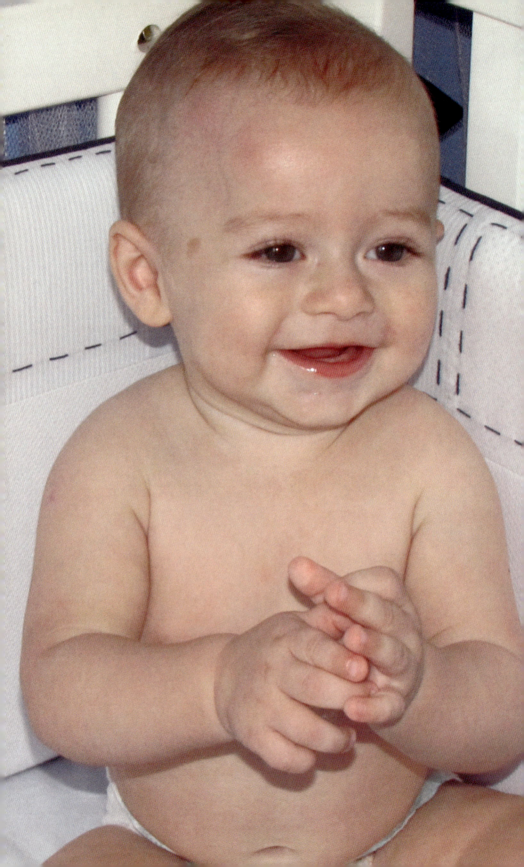

Sumário

A IMPORTÂNCIA DA MASSAGEM INFANTIL

1. Origem, objetivos e funções da massagem infantil 10
2. Do nascimento aos primeiros passos.
   Por que esse período? 14
3. O poder do tato 18
4. O vínculo 22
5. Atividade e relaxamento 24
6. Principais benefícios da massagem infantil 28

QUEM, QUANDO E COMO

1. Para mães, pais e cuidadores 36
2. Estreitando vínculos 40
3. Quando começar, quanto e até quando 44
4. A melhor hora do dia e o ambiente ideal 52
5. Posições e acessórios 60
6. Comunicação infantil 64

A APLICAÇÃO DA MASSAGEM

1. Tato, força e pressão 72
2. Tudo pronto para começar? 74
3. Sequência 78

INDISPOSIÇÕES LEVES E CÓLICAS

1. Febre, coriza, catarro no pulmão ou congestão nasal 112
2. Gases e cólicas 114
3. Sequência para aliviar as cólicas 116

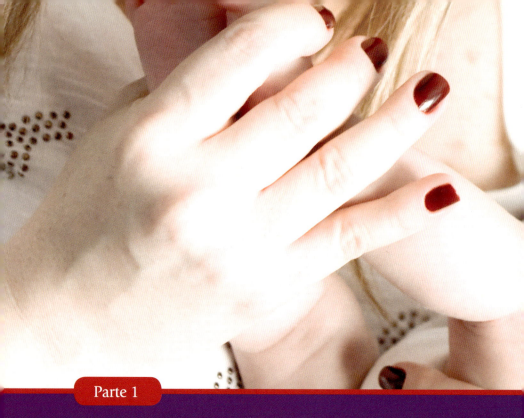

Parte 1
A importância da massagem infantil

1. Origem, objetivos e funções da massagem infantil
2. Do nascimento aos primeiros passos. Por que esse período?
3. O poder do tato
4. O vínculo
5. Atividade e relaxamento
6. Principais benefícios da massagem infantil

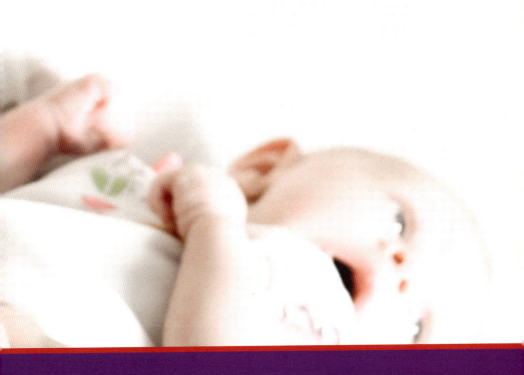

A massagem é uma forma de cuidado que, mediante a compressão metódica e sequencial das partes do corpo, influi diretamente sobre o sistema nervoso do ser humano, relaxando ou estimulando suas funções.

No caso dos bebês, as diferentes sensações experimentadas durante a massagem enriquecem a qualidade das conexões neuronais que ele vai criando durante seu desenvolvimento, proporcionando o equilíbrio necessário entre estresse e relaxamento.

Por meio de movimentos adequados, podemos ajudar nosso filho a regular o sistema digestivo e o trânsito intestinal, em caso de cólicas ou gases. Por proporcionar maior oxigenação, a massagem também estimula o sistema respiratório, reforçando o sistema imunológico e possibilitando ainda a descarga de tensões físicas e emocionais.

Além de tudo isso, a massagem nos ajuda a desenhar, digamos assim, o corpo do bebê, permitindo que ele comece a perceber e, consequentemente, a integrar sua estrutura corporal.

O mais importante, contudo, é que a massagem fará o bebê perceber, "na própria pele", que existe alguém em quem ele pode confiar durante seu processo de crescimento e adaptação ao mundo.

1. Origem, objetivos e funções da massagem infantil

A origem

A origem da massagem infantil é bem antiga e faz parte de muitas culturas no mundo todo. Alguns povos, que têm um contato maior com a natureza, ainda a conservam como uma tradição.

Cada cultura tem dado à massagem um significado próprio, de acordo com suas crenças e necessidades. Algumas acreditam que a massagem favorece o crescimento na medida em que proporciona maior elasticidade, agilidade e graça ao corpo da criança durante seu desenvolvimento; outras incluem a massagem em rituais de iniciação e há aquelas que a consideram uma proteção diante do mundo exterior. Também existem culturas que, durante a massagem, realizam uma série de movimentos que visam ajudar a libertar o espírito da criança ou integrar sua alma ao corpo.

Para outros grupos, o conhecimento corporal que a massagem proporciona permite que o recém-nascido estabeleça uma relação entre a chegada ao mundo e sua identidade, e há casos em que é usada como meio de integração da criança a seu grupo étnico.

A importância da mulher na massagem

Embora a massagem infantil possa ser realizada por qualquer pessoa da família ou que participe dos cuidados da criança, muitos costumes sociais têm feito dessa prática uma sabedoria transmitida quase sempre entre as mulheres.

Em certas sociedades, as responsáveis pela massagem são as mães, enquanto em outras são as tias, as irmãs mais velhas ou as avós, já que as mães precisam trabalhar no campo.

O importante é que, seja qual for a crença ou o costume, em todas as culturas a massagem faz parte dos cuidados habituais dispensados às crianças e favorece o relacionamento entre os adultos e os pequenos.

A nossa cultura

De modo geral, em nossa cultura ocidental, com todos seus avanços tecnológicos, sem perceber fomos deixando de lado aspectos fundamentais da relação entre pais e filhos. A massagem pode ser, então, uma forma simples e agradável de resgatar uma parte essencial da troca de energias que favorece o bom desenvolvimento do ser humano.

A maioria das pessoas, hoje em dia, está sujeita a rígidos horários de trabalho e obrigações que tornam difícil dedicar às crianças o tempo que elas merecem. Além disso, muitas vezes esquecemos que nós também merecemos desfrutar os momentos de intimidade que nossos filhos nos proporcionam enquanto vão crescendo. O interessante, no caso da massagem, é que, uma vez dominadas algumas técnicas, sua prática é tão simples que pode ser ajustada ao nosso estilo de vida e às nossas próprias necessidades.

Um tempo bem gasto

A massagem infantil pode proporcionar, entre outras coisas, respeito, interação, cuidado e atenção às necessidades da criança. Contudo, não podemos esquecer que, para os casais, essa é uma tarefa para ser vivenciada a dois: tanto a mãe como o pai podem – e merecem – usufruir desse tempo de comunicação com o filho.

Uma sessão completa de massagem no bebê pode durar em torno de vinte minutos. Quem não dispõe desse tempo, por mais ocupado que esteja durante o dia, para dedicar plenamente a seu filho?

Mesmo quem não trabalha fora e passa muito tempo com os filhos, ficando em casa com eles ou levando-os a toda parte, nem sempre oferece a eles tanta dedicação como seria possível supor. As muitas tarefas diárias roubam dos filhos a atenção de que carecem e não há como enganá-los, pois, desde pequenos eles percebem isso muito bem e vão exigir essa atenção de várias maneiras por meio do comportamento.

A massagem é uma forma de oferecer aos nossos filhos alguns momentos de cuidado exclusivo. Observando seus gestos e expressões, saberemos quais são os movimentos preferidos, as partes do corpo de que mais gostam que sejam tocadas e também o momento de parar.

Origem da massagem infantil

A arte da massagem infantil tem origem na Antiguidade e foi usada por muitas culturas com o objetivo de estimular os sentidos da criança. As sociedades modernas foram deixando essa prática de lado e passaram a adotar outras formas de relacionamento que não favoreciam o toque amoroso com a pele. Felizmente a prática da massagem tem ressurgido com força nos últimos anos. Em 1981, foi criada a Associação Internacional de Massagem Infantil. Aos poucos, as técnicas foram se adaptando às necessidades de nossa sociedade, e a eficácia da massagem continua sendo comprovada dia após dia.

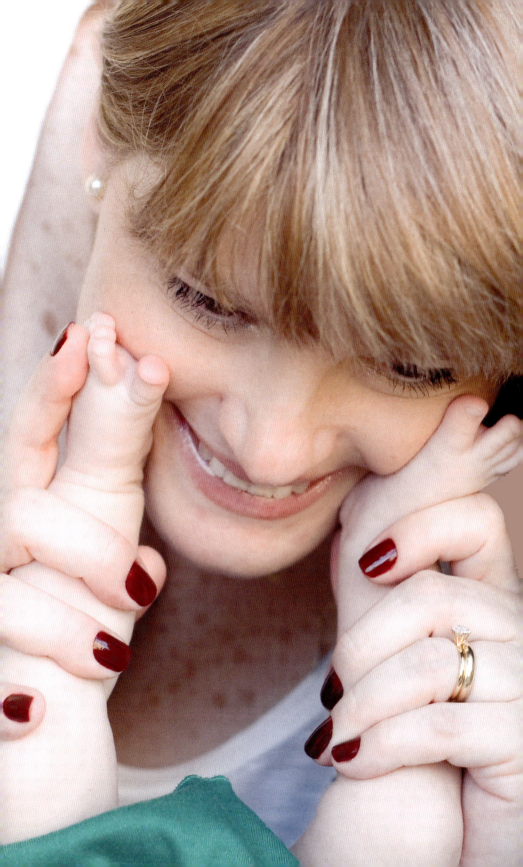

2. Do nascimento aos primeiros passos. Por que esse período?

Em relação à massagem, distinguimos três fases durante o primeiro ano de vida do bebê. A partir da observação, descobriremos quais são as necessidades de nosso filho em cada momento.

Primeira fase

A primeira fase é a mais curta. Vai do nascimento até o bebê completar um mês e meio de vida, aproximadamente. Nesse período, ele é muito frágil, pois acabou de chegar a um mundo muito diferente daquele em que estava antes, durante nove meses, e pode sentir alguma dificuldade de adaptação.

Nós, pais, também estamos tentando nos ajustar e habituar à nova situação. Racionalmente, as teorias foram todas muito bem assimiladas. Na prática, porém, é o coração que comandará as ações e nem sempre será fácil conciliar teoria e prática. Na dúvida, o melhor a fazer é "ouvir" o que nosso bebê sente através do toque.

Podemos imaginar o que ele deve estar passando... Dentro do ventre materno o bebê sentia-se protegido, sua necessidade de alimento era satisfeita o tempo todo, crescia num espaço limitado e imerso em um líquido doce e tépido. Seu pequeno corpo era embalado durante quase todo o dia, os sons e a luz chegavam até ele muito atenuados, mas ouvia bem perto o ritmo do coração e a cadência da voz de sua mãe.

O mundo exterior em que o bebê agora se encontra é completamente diferente! Sua pele é muito delicada e seu sistema nervoso, imaturo; nosso filho ainda é muito sensível aos estímulos, tanto os externos como os internos.

A massagem na primeira fase. Os movimentos da massagem podem ser um estímulo forte demais para o recém-nascido, por isso é recomendável começar com muito cuidado. Para ajudá-lo a se adaptar a este novo mundo com confiança e segurança, serão suficientes algumas carícias feitas com delicadeza. Durante a amamentação, ele escuta as batidas do nosso coração, sente o calor do nosso corpo e acompanha o vaivém da nossa respiração.

Segunda fase

A segunda fase é um pouco mais longa. Vai desde um mês e meio até os sete ou oito meses. Nesse período, mesmo sendo muito pequeno, nosso bebê já mudou bastante. Dia após dia vai descobrindo seu novo ambiente e começa a perceber que existe alguém que satisfaz suas necessidades. Já não é tão frágil: está na hora de iniciar alguns movimentos da massagem.

A massagem na segunda fase. Não podemos ter pressa: o bebê precisa de tempo para processar todas as novas sensações. Para começar, podemos seguir a sequência indicada mais adiante. Aos poucos, perceberemos que, assim como nós, e à medida que cresce, nosso bebê vai aprendendo a gostar da massagem. Ele logo identificará o ambiente criado para a massagem e, com gestos e expressões, indicará o momento mais adequado de realizá-la. A massagem é um convite à interação. Se o bebê estiver se sentindo bem, certamente vai querer interagir e, com brilho nos olhos, demonstrará sua expectativa sorrindo, balbuciando e gesticulando.

A partir do quinto ou sexto mês de vida, embora o bebê tenha muito maior mobilidade, se ele já estiver habituado à massagem e escolhermos o momento apropriado, provavelmente permanecerá bastante tranquilo durante a sessão.

A terceira fase

A terceira fase é muito diferente das anteriores. Inicia-se quando o bebê começa a engatinhar e vai até seus dois anos de idade. Depois de passar alguns meses tentando se equilibrar, seus músculos já estarão preparados e ele começará a engatinhar até conseguir se levantar apoiando-se nos móveis e, finalmente, ficar em pé e andar com bastante segurança. A cada dia que passa o bebê adquire mais autonomia e aumenta sua curiosidade em explorar todos os cantos da casa.

A massagem na terceira fase. Com tantas possibilidades empolgantes que se descortinam, e que nosso bebê com desenvoltura e rapidez vai assimilando, já não será tão fácil mantê-lo interessado na massagem, pelo menos não com a mesma intensidade. Contudo, é importante que ele continue desfrutando de tais benefícios, sentindo nossa presença e nosso apoio enquanto explora e vivencia suas experiências nesse mundo novo e atraente.

Em nossos braços o bebê se sente amparado e protegido, mas aos poucos esses braços devem ir se abrindo e dando espaço para que ele possa crescer confiante em suas possibilidades. Se quisermos continuar mantendo esse espaço aberto ao contato e à comunicação, só teremos de adequar a massagem às suas necessidades.

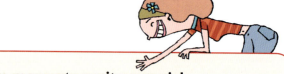

Um momento muito especial

Nas primeiras semanas de vida, tanto o bebê quanto a mãe passam por um momento muito especial. O recém-nascido precisa de contato humano para encontrar apoio em sua adaptação, satisfazer a terrível sensação produzida pela fome, descansar, ser limpo... O que mais lhe conforta é escutar o ritmo e o som tão familiares da voz de sua mãe, a qual, por sua vez, depois de ter passado tanto tempo sentindo o bebê dentro de si, estará preparada para atender a todas essas necessidades e não será difícil entender o que seu filho quer: bastará conectar-se consigo mesma e seguir sua intuição.

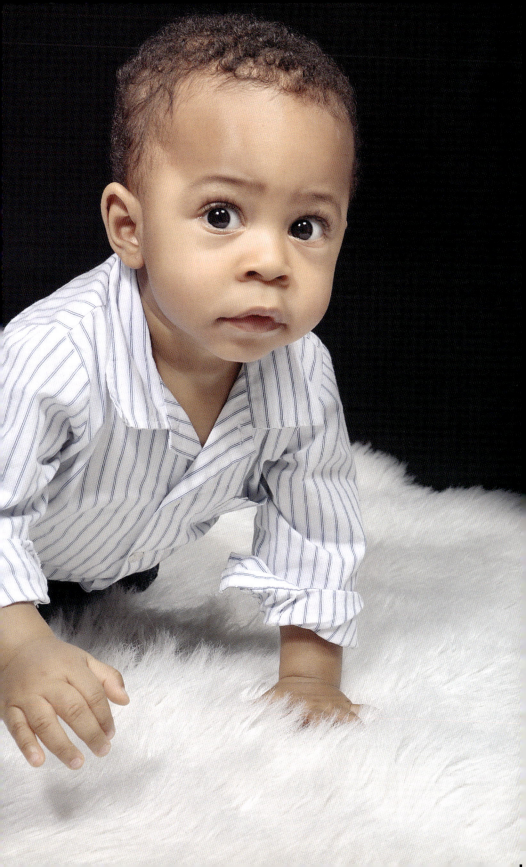

3. O poder do tato

O tato é o único sentido sem o qual não seria possível viver. Sem a informação proporcionada por ele sobre o exterior e sobre nós mesmos, não teríamos consciência corporal nem poderíamos sentir os outros.

Fase pré-natal

O tato é o primeiro sentido que se desenvolve no ser humano. Já no útero, entre a sétima e a nona semanas de gestação, o bebê começa a responder ao tato. Não em vão esse será o sentido que mais o acompanhará durante sua formação no ventre materno, fazendo-o sentir constantemente os limites e as mudanças de seu pequeno corpo. Por meio do tato, o bebê percebe a proteção, a segurança e a adaptabilidade que o líquido amniótico lhe proporciona.

Depois, ao término de sua estada nesse ambiente tão protegido, será também o sentido do tato que lhe dará o sinal e o impulso para sair ao mundo exterior. E uma vez cruzado esse limiar, novamente será através do tato que saberá que é amado, ao ser amparado e receber o abraço de boas-vindas que lhe transmite cuidado e proteção.

Fase perinatal

A partir do nascimento, nosso bebê passa a receber diversas sensações do ambiente e responder a elas de acordo com as próprias vivências. De todas essas sensações, as mais valiosas são, sem dúvida, aquelas que lhe chegam através da pele, graças às quais poderá formar suas impressões sobre o mundo que o cerca.

O recém-nascido irá assimilando as possibilidades e os recursos para se abrir ao mundo e à vida, crescer e desenvolver sua capacidade de aprendizado. Desse processo dependerão também suas relações pessoais, assim como a confiança em si mesmo, a autoestima e a capacidade de amar e ser amado.

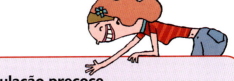

Estimulação precoce

Ao nascer, o sistema nervoso do bebê ainda está incompleto. Será preciso atravessar um processo durante o qual os nervos serão recobertos por uma espécie de capa chamada *mielina*, tornando mais rápida a transmissão dos impulsos que vão do cérebro para o corpo e vice-versa. Esse processo é altamente beneficiado pelo estímulo recebido através da pele. Não se trata de querer transformar nossos bebês em seres superdotados, mas com a estimulação adequada suas conexões nervosas e seus circuitos de aprendizagem poderão ser potencializados.

O toque acalma os bebês

Não deve ser motivo de surpresa o fato de que os bebês se acalmam quando os pegamos no colo, já que o contato físico é uma necessidade básica do ser humano. Havendo essa carência, cria-se uma sensação de vazio e consequente desejo de preenchê-lo que pode persistir por toda a vida, produzindo estados de dependência ainda na idade adulta. Em casos mais extremos, a falta de contato físico pode levar o bebê a estados patológicos irreversíveis ou à falta de interesse pela vida.

Já foi comprovado que o calor e a segurança que o contato físico proporciona nos tornam pessoas mais livres, e é a partir dessa liberdade que aprendemos a nos relacionar, a partilhar e a nos importar com os demais. O escritor andorrano Salvadó expressa sabiamente essa sensação, quando diz que "a ave nunca voaria livre pelo céu, se antes não houvesse tido um ninho".

A importância das primeiras sensações

De todas as sensações que experimentamos ao longo da vida, as mais importantes são aquelas que recebemos durante as primeiras fases do desenvolvimento, e, nesse período, as transmitidas pelo sentido do tato. Por meio do estímulo desse órgão tão especial e extenso que é a pele que nos envolve, potencializamos também todos os outros sentidos.

O tato regula as funções fisiológicas

Além de estabilizar o sistema nervoso, o tato é um elemento importante na regulação das funções fisiológicas do organismo, tanto da mãe quanto do bebê. A partir da pele, chegam ao cérebro sinais diretos que auxiliam a atividade hormonal e que permitem equilibrar os momentos de sono e vigília.

O contato imediato do recém-nascido com a mãe após o parto indicará ao bebê que está seguro e ajudará o organismo materno a liberar oxitocina e prolactina, substâncias essenciais para a recuperação do útero e para a produção e a secreção do leite. O tato também libera endorfinas, os famosos "hormônios da felicidade", cujas propriedades proporcionam bem-estar e tranquilidade à mãe.

O tato nos mantém unidos

O contato físico faz com que nos sintamos mais unidos ao nosso bebê, aumentando não só a vontade, mas também nossa capacidade de cuidar do pequeno, permitindo-nos diferenciar os motivos do choro, descobrir suas necessidades e entender as variações de humor decorrentes da imaturidade de seu sistema nervoso.

Na cultura ocidental, durante muito tempo adotou-se a teoria de que, quanto antes o bebê se acostumasse a ficar sozinho, mais rápido se tornaria independente; entretanto, os resultados foram bem diferentes do que se esperava. Depois de várias gerações, foi possível comprovar que a falta de contato experimentada nas primeiras etapas da vida cria uma sensação de "vazio" que, mesmo depois de adultas, as pessoas continuam tentando preencher, correndo o risco de se tornarem inseguras e dependentes. Outra consequência que a privação de contato durante essa fase provoca é a dificuldade de se aproximar de outras pessoas, de tocá-las e abraçá-las.

Caminho rumo à independência

Quando o bebê é muito pequeno, precisa sentir o contato de seus pais praticamente o tempo todo. Depois, à medida que vai se sentindo seguro, irá descobrindo e aceitando os diferentes recursos e possibilidades que o ambiente lhe oferece. Assim que começa a engatinhar, ou seja, logo que exerce pela primeira vez a sua autonomia, passará muito mais tempo sem pedir colo. Logo começará a andar, a correr, irá à escola e criará vínculos com outras pessoas. Embora nosso carinho e afeto continuem sendo necessários, seu círculo de relações se ampliará cada vez mais. Ao chegar à adolescência, serão os amigos; mais tarde, uma relação conjugal e depois, provavelmente, terá seus próprios filhos.

Esse caminho rumo à independência e a relacionamentos sadios com os demais se fundamenta, principalmente, na segurança sentida nas primeiras fases da vida. Não devemos ter receio de que nosso filho ficará "mal-acostumado" por atender à sua necessidade de contato físico. Ao se sentir plenamente segura, a própria criança vai se soltando lentamente de nossos braços para oferecer seu abraço aos demais.

O contato físico é o principal fortalecedor dos primeiros vínculos, fundamentais para o equilíbrio psicoemocional do ser humano.

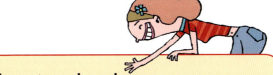

Uma etapa de cada vez

Em cada fase da vida, o contato entre seres humanos é vivido de diferentes maneiras, e cada uma dessas fases nos prepara para a próxima. Quanto mais plena de experiências positivas for determinada etapa, maiores possibilidades oferecerá à seguinte, e assim sucessivamente.

Quando o bebê sente na própria pele a segurança e o amor que o contato físico lhe proporciona, satisfaz sua fome de afeto e cresce seguro, afável e cordial. Assim, vai se transformando em uma pessoa capaz de manter relações saudáveis com os demais, em vez de tentar encontrar neles algo de que sente falta.

4. O vínculo

Os vínculos são uma parte primordial na vida de todos os seres e deles depende a sua possibilidade de subsistência e convivência. Cada espécie tem um tempo e uma maneira particular de criar e manter ligações de acordo com suas necessidades. Em algumas espécies, a vinculação ocorre rapidamente, e rápida também é a sua duração, que se mantém até adquirirem autonomia; para outras espécies o processo é mais lento e se conserva por um período mais longo. Quanto mais evoluída a espécie, mais tempo levará para o estabelecimento de vínculos e mais duradouros serão.

Nos seres humanos, os vínculos se formam lentamente, podem manter-se durante toda a vida e estão na base de seu desenvolvimento psíquico, emocional e intelectual. Se, por algum motivo, a construção desses vínculos não puder ser iniciada logo no primeiro instante da existência, é aconselhável promovê-la ou recuperá-la o quanto antes para que sua falta possa ser compensada e preenchida.

Inúmeros estudos comprovam a importância e a influência dos vínculos na formação da personalidade. Além disso, o modo como os vínculos vão sendo estabelecidos durante a infância repercutirá na maneira como nos relacionamos com as pessoas na vida adulta.

Elementos dos vínculos

Por ser algo de importância vital, o bebê tem várias maneiras de atrair o adulto e criar esses laços de união. Seu corpinho de formas arredondadas, cheio de dobrinhas, nos enternece, seu olhar nos hipnotiza, seu cheiro nos inebria assim como o nosso nos faz ser reconhecidos por eles; com seu choro chama nossa atenção, e sua necessidade de contato físico e vinculação é demonstrada pelo tato, quando, impulsivamente, tenta se agarrar a nós.

Carregar ou esconder

No mundo animal, algumas espécies carregam os filhotes nas costas, enquanto outras preferem deixá-los escondidos em ninhos enquanto os pais saem em busca de alimento. Os filhotes que são carregados pelos pais comem quando sentem fome e reclamam quando estão sozinhos. Ao contrário, os filhotes que são mantidos escondidos permanecem em silêncio quando estão sozinhos para não atrair os predadores.

De acordo com nossas características e nosso comportamento como seres humanos, não há dúvida de que a nossa espécie é carregadora, já que nossos bebês se acalmam quando os balançamos nos braços e costumam chorar quando não estamos por perto.

Existem povos cujas mães carregam seus bebês junto a si com a ajuda de acessórios que os mantêm seguros. Observando o comportamento desses bebês, verificou-se que choravam menos do que os de outras culturas e sofriam menos de gases e cólicas. Nossa cultura também está adotando esse costume. O uso de *cangurus* e *slings* não só facilita o transporte dos bebês, como os mantêm mais calmos em função do contato com nosso corpo.

Não devemos ter receio de deixar nosso filho mal-acostumado por levá-lo ao colo. Se prestarmos atenção às suas necessidades, veremos que, aos poucos, uma etapa de cada vez, ele irá aumentando sua autonomia.

Consequências dos vínculos

Quando a vinculação não foi boa ou insuficiente, a criança se mostra indiferente quanto à presença ou ausência do adulto. Ao perceber que não tem quem lhe dê afeto sob a forma de contato físico, pode ir se desligando do mundo e perdendo a confiança em seu ambiente. Isso pode resultar em um comportamento agressivo, introvertido ou torná-lo propenso a sofrer de depressão.

Ao contrário, quando a vinculação é boa, a criança chora quando a pessoa de referência está ausente, mas se acalma ao vê-la novamente e procura se agarrar a ela para se sentir protegida e recuperar, assim, o equilíbrio.

5. Atividade e relaxamento

Mantermo-nos em atividade ou em estado de alerta é essencial para que possamos observar, escutar, sentir, participar e experimentar – ou seja, aprender. Entretanto, se nos mantemos assim por um tempo excessivo, somos conduzidos ao que habitualmente se classifica como "estresse". Nessa hora, as condições físicas e psíquicas decaem e é necessário um tempo de descanso para que possamos nos recuperar e voltar à ação.

O mesmo acontece com os bebês e as crianças, inclusive até com maior intensidade, já que tudo é novo para eles e há muitas coisas a descobrir. Seu cérebro se desenvolve muito rápido, especialmente durante os dois primeiros anos de vida. A cada dia descobrem coisas novas; enxergam com maior nitidez e distinguem diferentes cores e formas; aprendem novos sons, percebem novos cheiros, novas expressões, compreendem as primeiras palavras... Precisam adaptar-se ao ritmo de vida da família e às diferentes situações.

Ser bebê não é nada fácil! Processar todos os dados e estímulos recebidos diariamente exige um grande esforço e pressupõe um grande trabalho para sua mente, que deve aprender a canalizar, transportar, memorizar e responder a cada uma das informações recebidas de maneira adequada.

Cada bebê é único

Cada bebê possui sua própria sensibilidade, a qual lhe permite absorver de maneira e com intensidade distintas os estímulos que recebe. Essa é a primeira lição que os pais precisam entender. Tanto a falta quanto o excesso de estímulos são prejudiciais e a reação de cada bebê a isso pode ser diferente.

Se prestarmos atenção aos sinais de nosso filho, logo perceberemos o momento em que ele começa a ficar cansado e poderemos evitar uma estimulação exagerada, capaz de produzir cansaço, irritabilidade e situações difíceis de controlar.

Quando o bebê está cansado, precisa dormir para se recuperar. Algumas vezes, a quantidade de estímulos recebidos, levando-se em conta o seu grau de sensibilidade, pode levá-lo a um estado de desestabilização que o impedirá de dormir mesmo sentindo sono, ou recusar comida embora sinta fome.

Com paciência e muito amor, rapidamente descobriremos qual é o grau de sensibilidade de nosso filho e o seu ritmo de sono e vigília. Observando sua linguagem corporal, as caretas, os sons e o tipo de choro, logo saberemos o que ele está tentando expressar, em que estágio se encontra e como ajudá-lo.

A massagem será útil para conhecermos melhor e mais rapidamente nosso pequeno. Durante toda a sequência de movimentos, ele pode ir mudando de estado de humor e, mesmo que tenha começado muito contente, talvez demonstre cansaço antes de terminar a sessão. Como o momento da massagem pressupõe plena dedicação e observação, cabe a nós percebermos os sinais de inquietação que indicam que ele está ficando cansado.

Ao notarmos as primeiras demonstrações de cansaço, convém diminuir o ritmo, modificar a pressão ou passar para outra parte do corpo. Se isso não resolver, consideraremos a possibilidade de fazer uma pausa. Se, ao reiniciarmos a massagem, ele continuar dando mostras de cansaço, será melhor deixar para outra ocasião.

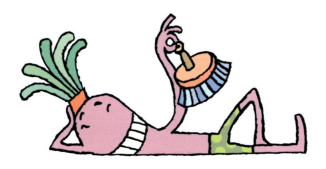

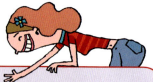

Sinais de inquietação ou cansaço no bebê

Eis algumas das reações mais comuns que denotam cansaço ou inquietação no bebê:

- Fecha as mãos com força.
- Desvia o olhar.
- Coloca a língua para fora da boca.
- Suga a chupeta mais rápido.
- Levanta as sobrancelhas.
- Franze o cenho.
- Estica os braços junto ao corpo.
- Estica as pernas.
- Esperneia com mais força.
- Arranha a barriga ou agarra a roupa.
- Coloca a mão na orelha ou na nuca.
- Esfrega os olhos.
- Acelera a respiração.
- Soluça.

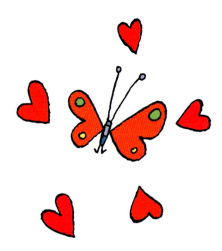

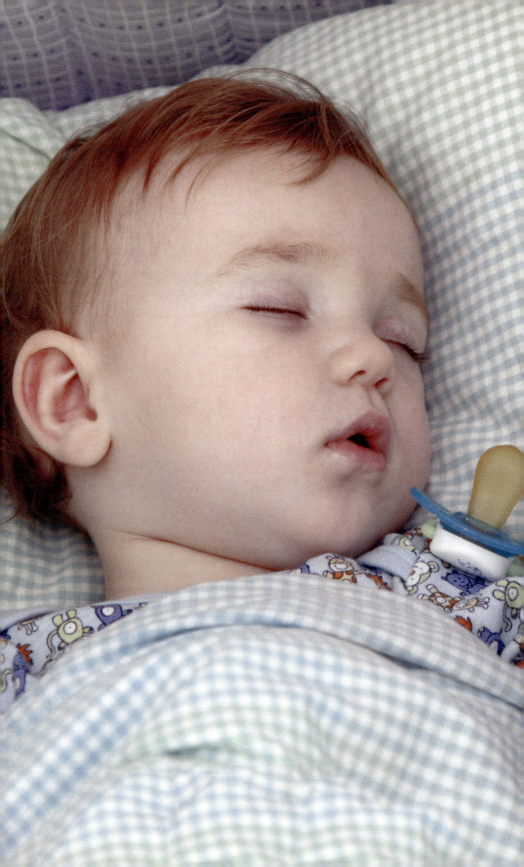

6. Principais benefícios da massagem infantil

Os benefícios da massagem infantil podem ser divididos em quatro grupos: estimulação, relaxamento, liberação e interação/vinculação. Para conhecer melhor cada grupo de benefícios, as explicações serão dadas separadamente, sem esquecer que existe uma relação íntima entre cada um dos aspectos. Oferecer estímulos ou fazer relaxar são ações que influenciam de maneira direta o modo como o bebê interage com as pessoas e com o mundo ao seu redor, ao mesmo tempo em que se relacionam com sua possibilidade e capacidade de liberar tensões, tanto físicas quanto emocionais.

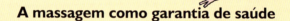

A massagem como garantia de saúde

De acordo com a medicina chinesa, a falta de saúde se deve a algum desequilíbrio. Consequentemente, se procurarmos manter todos os aspectos de nossa vida em harmonia, teremos menos predisposição para contrair doenças.

A massagem favorece fortemente essa harmonia com sua grande variedade de movimentos, os quais oferecem à criança inúmeras sensações. Conhecendo as possibilidades de cada movimento e as necessidades concretas de nosso filho, seremos capazes de influir de maneira direta sobre os benefícios que a prática da massagem proporciona.

Estimulação

Sistema nervoso. A qualidade dos neurônios com os quais o recém-nascido chega ao mundo dependerá de sua herança genética – pode-se dizer que faz parte do dote que legamos ao nosso filho.

Entretanto, ao nascer, o bebê dispõe de poucas conexões neuronais; conta apenas com aquelas que lhe são imprescindíveis para reagir às sensações de fome, frio, solidão, dor, cansaço ou qualquer outra necessidade ou desconforto básicos.

Também está preparado para exercitar seus reflexos e iniciar o processo de vinculação. O restante das conexões, aquelas que irão compor a ampla estrutura de sua rede neuronal, será construído a partir das experiências que o ambiente lhe oferecer, e isso ocorrerá por meio de estímulos.

Se levarmos em conta que o sentido do tato é o que mais influencia as primeiras fases da vida, por meio da massagem poderemos proporcionar ao nosso bebê a possibilidade de estabelecer numerosas e diferentes conexões neuronais com uma grande riqueza de sensações.

A massagem estimula o sistema nervoso de nosso filho à medida que lhe fornece informações sobre seu próprio corpo e sobre as pessoas que se relacionam com ele. Além disso, facilita a mielinização das células nervosas e estimula o funcionamento de todos os outros sistemas e sentidos.

Sistema respiratório. As técnicas da massagem podem trazer resultados muito benéficos para o sistema respiratório do nosso bebê, uma vez que ampliam a sua capacidade e enriquecem a oxigenação do sangue. Isso repercute diretamente sobre o sistema imunológico.

Sistema imunológico. Esse sistema nos defende das doenças, por isso é importante que nosso filho receba uma boa estimulação para mantê-lo "em forma". Os estados de estresse debilitam esse sistema e, por isso, somos muito mais vulneráveis à doença quando estamos cansados. Por meio da massagem ajudamos o bebê a se livrar da excitação do dia a dia e, desse modo, melhoramos as defesas de seu organismo.

Sistema gastrointestinal. É bastante comum os bebês terem cólicas ou gases, especialmente entre a terceira semana e o terceiro mês de vida, por imaturidade do sistema digestivo ou dos intestinos, que agora são obrigados a digerir a alimentação recebida via oral. A massagem estimula o trânsito intestinal e ajuda a mostrar ao nosso bebê, através das mãos, pelo tato e com muito carinho, como e o que deve funcionar para se sentir melhor.

Sistema endócrino. Esse sistema é um dos mais complexos; funciona por meio de uma total interação entre a liberação e a inibição dos muitos e diferentes hormônios do organismo, em função das necessidades que cada situação nos exige. Dependendo do tipo de hormônio produzido pelo organismo, entramos em estado de alerta, de defesa ou em ação; há hormônios que nos ajudam a recuperar do esforço feito e outros que nos fazem sentir mais amorosos e predispostos ao convívio e ao cuidado com o próximo. Por isso, é essencial que esse sistema esteja bem equilibrado e seja estimulado do melhor modo possível em cada momento.

Relaxamento

O relaxamento é o oposto complementar da estimulação. Para assimilar aprendizados, os bebês e as crianças, do mesmo modo que os adultos, precisam encontrar-se no chamado estado de alerta ou vigília, para poderem processar todas as experiências que recebem do exterior.

O estado ideal seria o chamado "alerta tranquilo", mas ao receberem uma estimulação exagerada as crianças passam para o chamado "alerta ativo". É preciso, então, ajudá-las a relaxar, caso contrário, a aprendizagem ficará bloqueada e provocará um desequilíbrio.

Uma boa maneira de ajudar nosso bebê a relaxar é por meio do contato físico e da voz. São os chamados "toques de relaxamento". Ele sentirá o calor de nossas mãos tranquilizadoras sobre a pele, enquanto com voz suave o acalmamos. A massagem conta com movimentos específicos de relaxamento, cujos efeitos podem ser potencializados por outros fatores, como ritmo, intensidade, ambiente etc. Aos poucos nosso bebê entenderá que existe uma maneira de amenizar suas tensões e relaxar.

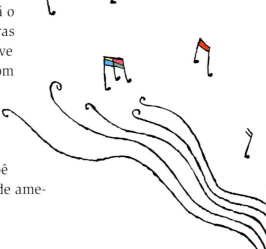

Liberação

Quando relaxamos, favorecemos a liberação das tensões acumuladas, sejam físicas, psíquicas ou emocionais. Mediante a massagem, podemos tornar mais fácil essa catarse.

O simples fato de aconchegarmos nosso bebê no colo e o embalarmos faz com que ele se sinta protegido e o ritmo suave o ajuda a dormir. Com a massagem, podemos ampliar esse efeito, promovendo a liberação de emoções que nosso bebê só consegue expressar através do choro.

Interação e vínculos

A interação é um dos aspectos mais benéficos da massagem, e nela estão incluídos todos os outros. Durante a massagem, estreitamos o relacionamento com nosso bebê. Ele nos vê, ouve e cheira, e muitas vezes quer até mesmo "saborear" nossas mãos. Assim, ele se comunica e provoca respostas: olhares, sorrisos, sons...

Como explica a escritora Vimala Schneider McClure, o processo de vinculação é altamente favorecido por essas reações, as quais atuam como delicados fios que se vão entrelaçando ao longo do desenvolvimento, garantindo apoio e segurança ao nosso filho pelo resto da vida.

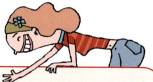

Quais são os benefícios da massagem?

Para as crianças:
- Potencializa o sistema imunológico.
- Melhora os sistemas neurológico e endócrino.
- Ensina a relaxar.
- Reduz os hormônios causadores de estresse.
- Proporciona um sono mais longo e de melhor qualidade.
- Ajuda a conhecer o próprio corpo.
- Contribui para elevar a autoestima.
- Estimula a comunicação com o exterior.
- Beneficia os sistemas digestivo, respiratório e circulatório.
- Proporciona segurança.
- Estimula os vínculos positivos.

Para os pais:
- Transmite autoconfiança.
- Propicia um valioso tempo concentrado no filho.
- Permite detectar e responder corretamente às mensagens não verbais do bebê.
- Diminui a ansiedade.
- Ajuda a relaxar.
- Representa um momento de diversão.
- Aumenta a capacidade de ajudar os filhos no futuro.
- Estimula a interação.

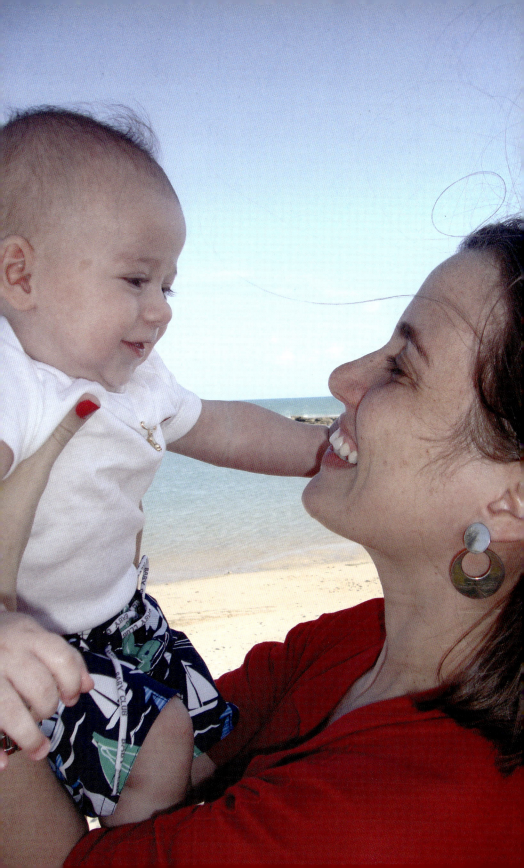

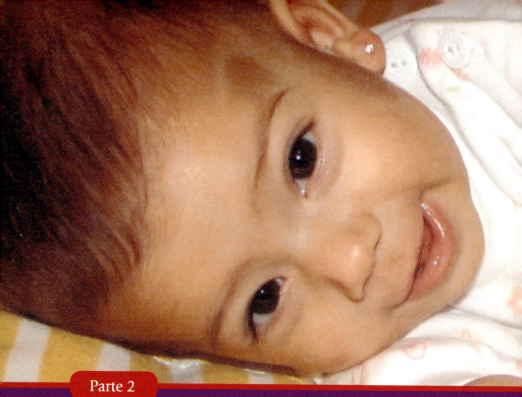

Parte 2

Quem, quando e como

1. Para mães, pais e cuidadores
2. Estreitando vínculos
3. Quando começar, quanto e até quando
4. A melhor hora do dia e o ambiente ideal
5. Posições e acessórios
6. Comunicação infantil

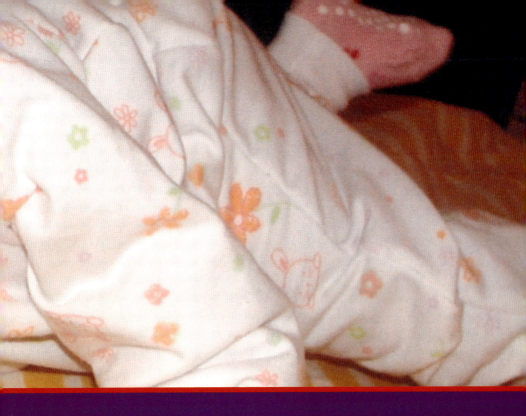

Qualquer pessoa que, por circunstâncias pessoais, vitais, profissionais etc., tenha o privilégio de compartilhar seu dia a dia com um bebê, independentemente do tempo que passem juntos, encontrará na massagem infantil um maravilhoso instrumento de conhecimento mútuo. Não se trata de aprender técnicas profissionais complicadas, e sim de incorporar um recurso a mais para se relacionar e comunicar-se com o bebê, além de contribuir de forma agradável com o seu amadurecimento, desenvolvimento e bem-estar.

Seja qual for sua relação com o bebê, mas especialmente se você é mãe ou pai, lembre-se de que a massagem o ajudará a relaxar, a sentir-se bem, a apreciar seu corpo e sua pele, a liberar tensões e aliviar desconfortos físicos e emocionais. O número de benefícios que acompanham a massagem é tão grande que logo você perceberá que valeu a pena ter começado.

1. Para mães, pais e cuidadores

A mãe

Sem dúvida, nos primeiros meses de vida a mãe é uma referência fundamental para o bebê. É a voz conhecida, o cheiro que dá segurança, o ser dotado pela natureza – por meio de complexos processos bioquímicos e hormonais – para responder e se adaptar, de forma extraordinária, às necessidades do recém-nascido.

A massagem infantil reforça essa predisposição e ajudará você a encontrar momentos de relaxamento nos quais a relação com seu filho pode ser desfrutada em todos os sentidos.

O pai

Felizmente, os homens estão se envolvendo cada vez mais no cuidado dos filhos, permitindo-se expressar sua ternura, tantas vezes represada, e colocando em prática seus próprios recursos para responder às demandas dos bebês, vivenciando assim a paternidade em plenitude.

Não se sabe de quem foi a ideia – nem como ela pôde se perpetuar durante tanto tempo – de que os filhos nascem sabendo que nós os amamos. Durante gerações, os pais omitiram essa declaração aos filhos, talvez por vergonha, por medo de mimá-los demais ou de demonstrar fraqueza ao expressar suas emoções.

Por sorte, as coisas estão mudando e agora sabemos que é maravilhoso verbalizar e expressar esse amor de todas as formas possíveis. Para nosso pequenino, que acabou de chegar à família, essa informação é vital, e a massagem, por incluir todos os elementos sensoriais de vinculação, pode se transformar em um aliado extraordinário para comunicá-la.

Mães e pais adotivos

Nada muda se a chegada do nosso filho não se deu pela via biológica, nem se, ao chegar, já não era recém-nascido ou nem mesmo bebê. Como toda criança, ele precisa se sentir seguro e amado, e precisamos demonstrar isso a ele de todas as maneiras possíveis.

A massagem nos permite estabelecer uma comunicação bastante íntima com nosso filho, seja ele um bebê ou uma criança mais crescida. Ela abre as portas para o conhecimento mútuo graças à mensagem de amor incondicional, aceitação, proteção e cuidado que transmite. Podemos, assim, declarar nosso amor usando as mãos, o olhar e a voz, transmitindo essa mensagem amorosa à pele, aos olhos e aos ouvidos.

A massagem também transforma o pai

Mesmo não dispondo de uma fisiologia apropriada – como é o caso das mulheres – para atender de maneira imediata às demandas dos bebês, os homens podem, sim, se preparar para essa função. O contato íntimo e contínuo com os filhos modificará o sistema hormonal, potencializando a sensibilidade, tornando-os mais receptivos aos sinais do bebê. A massagem vai ajudá-los a entender quais são as necessidades da criança e o que devem fazer para atendê-las.

Outras indicações

Já vimos que a massagem, além de todo tipo de carícias e contato afetivo, pressupõe uma das formas mais diretas e agradáveis de inter-relação, e já aprendemos também que a sua prática é determinante para o desenvolvimento sadio do nosso bebê. Por isso, o hábito da massagem infantil tem-se expandido também para o campo da saúde e da educação.

Crianças hospitalizadas. Caso nosso filho esteja doente e precise ficar hospitalizado, será necessário demonstrar ainda mais segurança e afeto a ele. Convém pedir orientações à equipe médica sobre a melhor forma de incorporar a massagem nos seus cuidados e adaptá-la às necessidades do momento. Felizmente, na maioria das clínicas e centros hospitalares, já é possível contar com a orientação de profissionais da saúde preparados para oferecer esse recurso. Com isso, vamos colaborar não só para o bem-estar do nosso pequeno, mas também para a recuperação e, provavelmente, redução dos dias de internação.

Cuidadores. Existem bebês que, por circunstâncias diversas, são impedidos de iniciar sua vida ao lado dos pais biológicos. Nos abrigos infantis, a massagem será de extraordinário valor, já que permitirá que cada criança usufrua todos os dias de um tempo de atenção exclusiva, com contato físico e afetivo, o que lhes possibilita autoconhecimento e consequente desenvolvimento de sua individualidade, com a confiança de que necessitam.

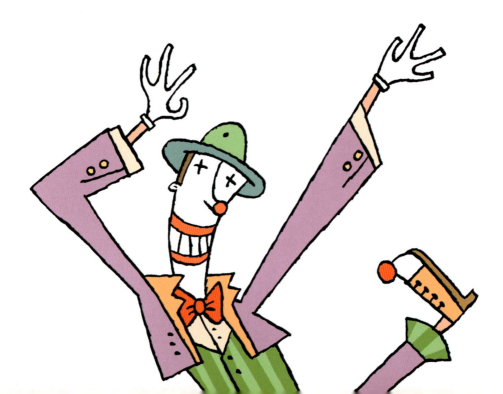

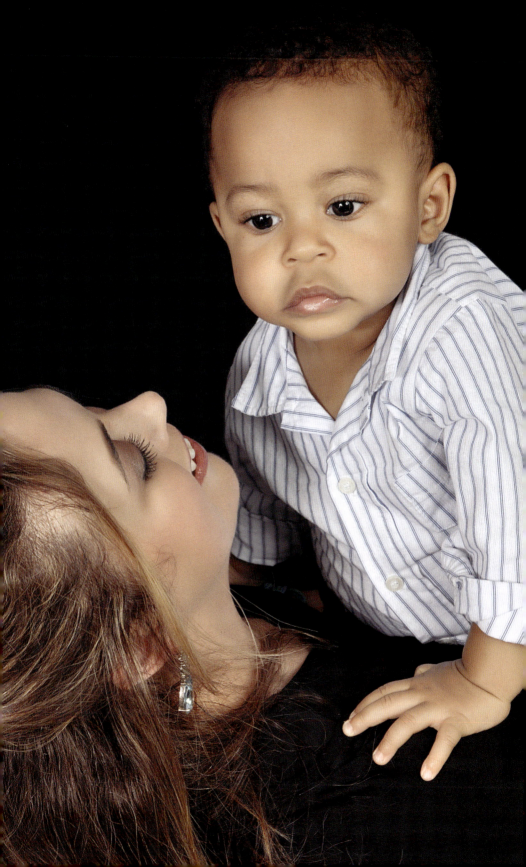

2. Estreitando vínculos

Os conhecimentos atuais sobre o desenvolvimento infantil permitem afirmar que, com relação à saúde, a prevenção, entendida de forma global, passa pela atenção ao contato físico e emocional durante a primeira infância, quando se estabelecem os vínculos entre o bebê e os adultos de referência.

Vínculo é um laço que se cria entre duas pessoas. Quando nos referimos à relação mãe e filho, falamos do vínculo primordial, do elo fundamental para a vida do bebê. Nos casos em que esse vínculo não pôde ser estabelecido com a mãe biológica, é preciso que alguém se responsabilize e tome conta desse ser indefeso, transmitindo-lhe carinho e afeto, de modo a fazê-lo compreender que se encontra em boas mãos.

Em função desse contato, o bebê pode formar diferentes tipos de vínculo que, posteriormente, passarão a ser o seu modelo de relação consigo mesmo e com os demais. A vinculação segura cria na criança a base de sua autoconfiança, de sua capacidade de relacionamento; oferece-lhe segurança interior, autoestima e a sensação de que é digna de amor.

Fatores que reforçam os vínculos

Entre os fatores que fortalecem laços seguros estão todos aqueles direcionados ao bebê e que fazem parte do chamado "comportamento materno", os quais incluem diversos elementos sensoriais.

Ao dar à luz, produzem-se alterações no organismo da mulher que a tornarão extremamente sensível às necessidades do seu filho (por exemplo, os níveis de prolactina e oxitocina na corrente sanguínea aumentam). Nosso comportamento, como mães, será condicionado por essas alterações bioquímicas; porém, o mais surpreendente e maravilhoso é que nosso corpo também se adapta às necessidades do recém-nascido. Um exemplo muito claro disso são as mudanças observadas em nossa temperatura corporal em função das oscilações de temperatura do recém-nascido (quando a do bebê diminui, a nossa aumenta para compensar a perda de calor).

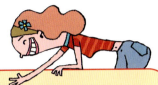

Principais elementos sensoriais direcionados ao bebê

- Abraço.
- Acalanto.
- Atenção a seu choro.
- Proteção.
- Contato tátil, visual e olfativo.
- Amamentação.
- Tom de voz.
- Linguagem verbal (inclui sons aparentemente sem sentido).
- Linguagem gestual e mímica facial.
- Atitude corporal.
- Adequação aos ritmos.
- Proximidade física (permite que o bebê escute as batidas do coração).

Principais elementos sensoriais do bebê direcionados ao adulto

- Estrutura anatômica.
- Choro.
- Cheiro.
- Sucção.
- Olhar.
- Balbucio.
- Demonstrações de reconhecimento.
- Linguagem gestual.

Durante os primeiros meses de vida de nosso bebê, vivemos com ele, sob todos os aspectos, em uma espécie de simbiose saudável e imprescindível, já que, como vimos, por um lado nos capacita a detectar e responder às necessidades daquele que, entre todos os seres vivos, é o mais dependente dos filhotes; e, por outro, permite que nosso bebê obtenha aquilo de que precisa para o seu desenvolvimento e fortaleça sua confiança no ambiente.

A relação amorosa que se estabelece é de vital importância para nosso filho, e é por meio de suas manifestações – beijos, carícias, canções, contato físico – que comunicamos ao nosso filho: "Você não está sozinho, estou cuidando de você".

Essa mensagem se potencializa na sessão de massagem, já que nela interferem praticamente todos os elementos de vinculação, tanto aqueles que nós, adultos, direcionamos ao bebê quanto os que ele nos devolve. E isso se aplica também a quaisquer outras pessoas a sua volta. Instalam-se, assim, pontes pelas quais o afeto se reproduz em ambas as direções.

A massagem é um recurso inestimável porque nos permite uma comunicação íntima com nosso bebê. Com a prática, vamos nos dar conta do presente que isso representa não só para o bebê, mas também para nós, que talvez não pudemos estabelecer na devida época um vínculo suficientemente seguro com nossos pais. Talvez descubramos agora a extraordinária capacidade de transmitir amor, intenso bem-estar e segurança que se produzem ao realizar a massagem. E assim, crescendo passo a passo com nosso filho, resgatando e desenvolvendo aqueles aspectos de nossa vida que estavam aguardando uma oportunidade, poderemos viver com alegria e plenitude essa relação.

O ser humano, por sua condição de mamífero, necessita para sua formação, no sentido mais amplo, de estímulo tátil. Ao compartilhar os deliciosos momentos de massagem com o bebê, estaremos estabelecendo uma comunicação muito mais profunda do que, pela nossa percepção de adultos, podemos imaginar.

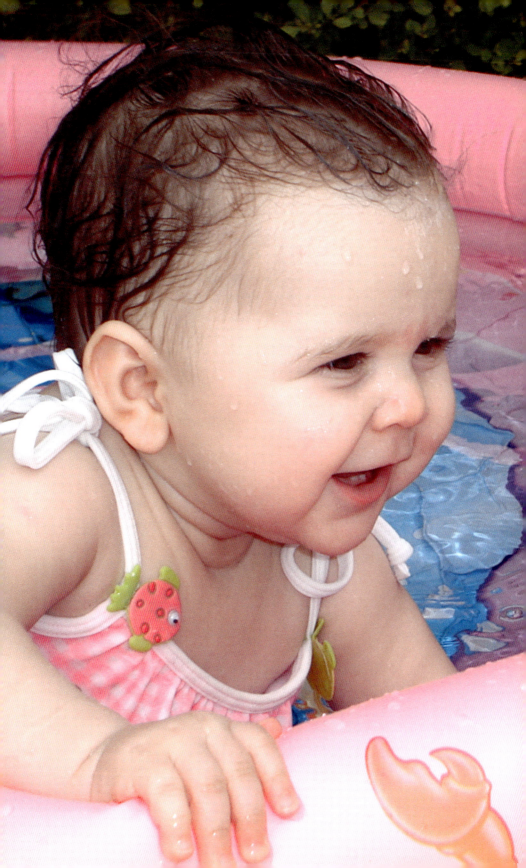

3. Quando começar, quanto e até quando

O bebê, por vir de um mundo líquido, sem luz, relativamente silencioso e protegido das agressões do exterior, tem de adaptar-se ao novo meio externo.

Sejamos pacientes. Não podemos permitir que nossa vontade, entusiasmo ou boas intenções se imponham. É essencial usarmos todos os sentidos para nos comunicarmos com nosso bebê, observá-lo e atendê-lo da melhor maneira possível, de acordo com o que formos percebendo.

Ao mencionar os benefícios da massagem infantil, comentamos como ela estimula o sistema nervoso do bebê. Não podemos esquecer que se trata de um sistema ainda imaturo, com conexões pouco nítidas. Ou seja, processar qualquer informação – tanto a recebida do exterior quanto a que se produz em seu interior – requer aprendizado.

Essas informações viajam pelo sistema nervoso até o cérebro, que procurará uma resposta e irá aprendendo a encontrar a mais adequada. Entretanto, algumas vezes, por receber uma carga exagerada ou muito rápida de informações, o sistema não encontra outra opção além da sua liberação. Por essa razão, devemos prestar atenção aos sinais de inquietação ou agitação, que podem ser indicativos de que o bebê está tendo uma sobrecarga de informações.

A superestimulação dos bebês

Isso não acontece apenas nas sessões de massagem.

Em nossa sociedade, barulhenta e apressada, os bebês são obrigados a enfrentar uma infinidade de impulsos sensoriais que, com frequência, os levam a um estado de irritação que para os adultos parece inexplicável. A tudo isso é ainda preciso somar os modismos que, com o maior entusiasmo, aceitamos como benéficos para o seu desenvolvimento.

Não é necessário ir muito longe; basta observar o quarto da criança e tentar colocar-se em seu incipiente lugar, coisa que, a partir da perspectiva adulta, parecerá muito difícil. Em primeiro lugar é preciso lembrar que os bebês também *ouvem* e *enxergam*, mas de maneira diferente de nós, adultos: seus sentidos captam tudo o que se passa ao seu redor sem a participação do córtex, ou seja, não fazem interpretações ou julgamentos de acordo com suas ideias.

Nosso bebê está sujeito a um mundo de sensações que não pode evitar, com seus próprios e limitados recursos, caso lhe causem incômodo. Em outras palavras: se estiver entrando sol demais no quarto, não poderá fechar a persiana ou puxar a cortina; se estiver cansado de ouvir música, não poderá desligar o som.

Convém também prestar atenção aos móbiles pendurados sobre o berço, que atualmente parecem produtos de primeira necessidade. Claro que os bebês gostam, podem até ficar fascinados, mas sem exagero! Coloquemo-nos no lugar de nosso filho: deitado de costas, sem poder mudar de posição, vendo passar formas coloridas e contrastantes em movimento contínuo...

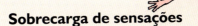

Sobrecarga de sensações

É certo que alguns bebês têm grande tolerância a estímulos externos, mas não representam a maioria e, de todo modo, no momento, você quer mesmo saber é como seu filho lida com essas sensações.

A mensagem é muito clara: você não deve saturá-lo de sensações. O bebê já se esforça o suficiente todos os dias para dar conta de seu próprio desenvolvimento interno e de suas descobertas. Não há dúvida de que os estímulos são essenciais, mas é preciso procurar dosar a quantidade e a frequência com que são oferecidos.

Mais uma vez, vale lembrar que sua voz, seu olhar, seus carinhos e suas brincadeiras são os melhores estímulos que você pode oferecer a seu filho.

Os excessos sensoriais vão sobrecarregá-lo e, de acordo com sua personalidade ou capacidade de tolerância, em maior ou menor tempo, acabarão desestabilizando o bebê.

A massagem até um mês e meio

Se nosso bebê ainda não completou um mês e meio, será melhor esperar mais um pouco para dar início à massagem. A amamentação, bem como os demais cuidados relacionados à higiene e ao sono são formas de oferecer-lhe o contato físico de que necessita e se, por algum motivo, acreditarmos que poderíamos fazer algo mais para ajudá-lo, é bom começarmos tocando-o suavemente com nossas mãos. Não é preciso aplicar movimentos, apenas transmitir calor a determinada parte de seu corpo enquanto respiramos de maneira calma e profunda.

Também podemos segurar uma parte de seu corpo, que pode ser um pé, uma mãozinha, um tornozelo, aconchegando-a em nossas mãos até sentir que essa área cede e relaxa, ou que alguma tensão se descontrai.

Se sentirmos que o desconforto está na barriga, colocaremos nossas mãos abertas e relaxadas sobre seu abdome. Ou poderemos ajudá-lo levando com delicadeza seus joelhos até a barriga e segurando suas pernas alguns instantes nessa posição. Também pode ser conveniente deslizar as mãos em círculos, sempre no sentido horário. Para isso procure colocar-se em seu lugar até intuir o ritmo adequado. Em caso de dúvida, prefira sempre um movimento lento ao invés de rápido, e que seja rítmico como as ondas do mar em calmaria. Quanto à pressão, o deslizamento não deve ser superficial demais. É preciso encontrar um meio-termo entre a firmeza e a delicadeza.

A partir de um mês e meio

A partir da sexta semana de vida, é possível começar as sessões de massagem como parte dos hábitos de higiene e cuidados diários. Começaremos com massagens apenas em uma parte do corpo, durante vários dias.

Quando uma parte do corpo começa a ser massageada, além de liberar possíveis tensões, o bebê inicia um reconhecimento dessa área e começa a esboçá-la em seu mapa interior. Convém que esse mapa possa ser desenhado de forma simétrica.

Na técnica da massagem que seguimos, começamos pelas pernas e pelos pés. Pode ser que nas primeiras sessões a massagem seja feita apenas em uma perna. Devemos memorizar a perna massageada para, na próxima vez, começar pela outra, até poder oferecer a massagem nas duas pernas.

Cada bebê tem seu próprio tempo para aceitar a massagem nas diferentes partes do corpo. Algumas vezes leva mais tempo do que o inicialmente previsto, mas isso não deve ser motivo de preocupação. Nós, adultos, temos uma noção de tempo diferente da dos bebês, os quais, muitas vezes, parecem não mostrar grandes avanços durante vários dias e depois, subitamente, assimilam algo. Existem processos internos que não são evidentes, mas estão latentes.

À medida que formos progredindo juntos, observaremos que a resposta não é a mesma em cada parte do corpo. Algumas regiões oferecem maior resistência ao tato, à pressão ou ao movimento. É nosso dever prestar atenção para respeitar as resistências do nosso bebê e, assim, ajudá-lo a superá-las. Impor uma massagem nunca trará resultados positivos, pois, na maior parte das vezes o bebê acabará associando a massagem a algo desagradável. Temos de ser compreensivos, colocarmo-nos em seu lugar. Nosso bebê tem necessidades e desejos que devem ser respeitados, o que não quer dizer que devemos desanimar se o pequeno não estiver aceitando a massagem.

Quanto?

A sessão não deve ser longa demais. Não se trata de seguir um planejamento rígido, e sim de passarmos bons momentos juntos. Ambos devemos curtir esse tempo de intimidade.

O primeiro passo é estabelecermos contato com os olhos do nosso bebê: vamos nos deliciar com o brilho, a cor, a expressão, o encantamento e a força de seu olhar transparente. Ao mesmo tempo, podemos falar com ele, cantar, brincar com a voz, emitir sons... e deixar ele corresponder com sorrisos e gritinhos. Vamos deixar que o prazer desse momento se expresse em suas mãos, seu rosto, seu olhar e sua voz. O tempo que isso vai levar não tem a menor importância!

Nos dias seguintes, vamos repetir a experiência até que, aos poucos, nosso filho passará a nos acompanhar por mais tempo e com

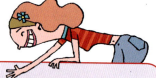

Massagem que acaba em lágrimas

Independentemente da idade, a massagem deve ser introduzida à medida que o bebê demonstra que a aceita e que se sente em harmonia com cada parte de seu corpo. Nas primeiras sessões, existe a possibilidade de o bebê chorar após a massagem. Esse choro, provavelmente, será resultante da descarga de tensões que se produziu, ou seja, trata-se de um choro purificador. Depois disso, as crianças costumam ter um sono profundo e relaxante. Portanto, não é motivo de preocupação. Basta amparar o bebê e acalmá-lo.

Com o tempo, você aprenderá a decifrar suas diferentes expressões e então saberá quando parar, quando fazer uma pausa ou quando o bebê não está mais interessado, antes que fique muito agitado e acabe chorando para tentar descarregar o excesso de estímulo.

maior concentração. Não demora e nossas mãos contornarão todo o seu corpo, fluirão com graça e sabedoria, conhecedoras de seus relevos e texturas, e a massagem fará parte da nossa rotina de cuidados. Poderemos sempre recorrer a ela, para compensar os maus momentos, relaxar os músculos tensos, aliviar sofrimentos, celebrar reencontros, desfazer mal-entendidos, encorajar mudanças e abrir canais para a intimidade.

Até quando?

Até que nosso bebê aceite uma massagem completa, devemos permitir que seja sempre ele a dar por terminada a sessão. Em pouco tempo, encontraremos formas de atrair sua atenção para prosseguir ou reiniciar a massagem; no início, entretanto, deixemos que o bebê imponha suas próprias pausas.

Em pouco tempo, conseguiremos realizar a massagem em todo o corpo. Quando esse momento chegar, a sessão diária terá a duração de aproximadamente vinte minutos e a massagem já estará incorporada na vida familiar.

Não será difícil adaptarmo-nos às necessidades e aos horários familiares e sociais, às diferentes etapas do desenvolvimento do bebê e a suas mudanças corporais. Haverá fases em que a massagem será resgatada como uma atividade quase diária; em outras, será um recurso esporádico; e, quando pensarmos que já foi esquecida, nosso filho vai se lembrar e a retomará quando sentir falta ou necessidade.

Em duas direções

Um belo dia, quando estiver um pouco mais crescido, para nossa surpresa nosso filho também nos oferecerá uma massagem.

Aceitemos a oferta, sempre! Será uma boa oportunidade para comprovar o que lhe transmitimos e a forma como foi assimilado.

Vamos observar a habilidade com que ele consegue aplicar pressão, a delicadeza de alguns movimentos, a qualidade do contato que aprendeu com nossas mãos.

O único segredo para chegar a esse ponto terá sido a escuta ativa, a atenção às suas respostas, o respeito ao ritmo de cada idade, a adaptação dos movimentos da massagem a cada período de seu desenvolvimento e de nossa relação.

Para aqueles que começam mais tarde

Embora este livro se concentre em oferecer conselhos principalmente para o período que vai do nascimento aos primeiros passos da criança, a massagem é uma atividade útil e agradável que pode ser usada com nosso filho até muito mais além dessa fase.

Não faz diferença se não pudemos oferecer a massagem como parte dos cuidados de nosso filho logo após o seu nascimento. O mais importante é lembrar que, independentemente de quando se comece, a massagem é um poderoso estímulo que precisa ser aceito, processado e adaptado ao próprio ritmo da criança.

Nas primeiras sessões, nosso bebê talvez se mostre cansado ou inquieto. Não devemos nos deixar tomar pela sensação de que ele não está gostando ou então que não estamos fazendo a massagem direito. É importante confiar em nós mesmos e também na resposta do nosso filho.

Definitivamente, crianças de todas as idades respondem bem ao toque. Carícias suaves podem ser relaxantes e calmantes antes de dormir ou depois de um machucado ou tombo. As carícias mais intensas são estimulantes e combinam com a hora da brincadeira.

Todos os contatos devem ser respeitosos. Isso significa que devemos sempre pedir licença antes de tocar as

CARINHO É MUITO BOM!

crianças e, quando são maiores, elas devem ter a opção de querer ou não ser acariciadas. A frase "me dá um abraço" deve ser substituída por "posso te dar um abraço?" ou "você quer um abraço?".

Uma questão de qualidade

Se, por algum motivo, estivermos sem tempo, a recomendação é fazer uma massagem mais rápida reduzindo o número de movimentos. Em nenhum caso devemos acelerar o ritmo ou a velocidade para terminar antes. Fazer uma massagem completa não é tão importante quanto fazê-la de modo correto e adequado.

Uma vez alcançada essa meta, com o tempo, as crianças terão aprendido a se conhecer e a identificar o modo como as emoções, as atividades e as diferentes circunstâncias da vida afetam seu corpo.

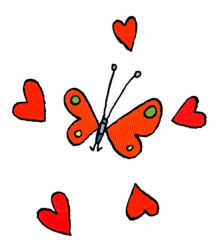

4. A melhor hora do dia e o ambiente ideal

A melhor hora para ele

Ao longo do dia, durante os períodos em que nosso bebê está acordado, não é difícil observar seus diferentes estados de ânimo.

Pode estar indisposto, mal-humorado, sem vontade de nada; talvez esteja sonolento ou começando a sentir fome; quem sabe esteja fazendo a digestão ou concentrado em fazer cocô; ou, simplesmente, precisando de um tempo para assimilar certas sensações internas... Seja qual for o caso, haverá momentos em que não terá interesse em estabelecer contato ou se mostrará distraído e sem grande entusiasmo. Também não convém tentar a massagem em horários próximos à alimentação.

Para iniciar a prática da massagem em casa será melhor esperar momentos mais oportunos, que acontecem quando o bebê se encontra tranquilo e demonstra interesse em se relacionar. O bebê,

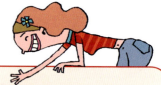

O cenário adequado: uma bolha transparente

O local onde ocorrerá a massagem deve estar agradavelmente aquecido (uma vez que os bebês perdem temperatura facilmente) confortável, com pouca luz e com o menor barulho possível. É bom nos certificarmos de que não há objetos chamativos demais que possam dispersar a atenção do bebê. Também evitaremos focos de luz direta, que podem causar desconforto e irritação. Algumas pessoas gostam da presença de flores ou de uma música suave no ambiente. Mesmo sem muitos requintes, o importante é que a ambientação predisponha à relação, à intimidade, como se criássemos uma bolha transparente ao nosso redor.

então, observa tudo com atenção e responde com sons e gestos; sente vontade de "conversar" e fica sorridente e feliz, mostrando estar relaxado e ativo ao mesmo tempo.

Tudo isso depende, em grande parte, de sua própria natureza e temperamento: enquanto alguns bebês adoram uma sessão de massagem pela manhã, outros preferem que seja à tarde ou à noitinha, porque os ajuda a conciliar o sono e a dormir melhor.

O melhor momento para nós

Os períodos de vigília tranquila, anteriormente descritos, costumam se repetir durante o dia. Devemos escolher a hora do dia em que costumamos estar mais livres de compromissos e tarefas. Entretanto, podem ocorrer atrasos ou imprevistos; nesse caso, será melhor adiar a massagem para outro horário. A própria disposição também deve ser avaliada. Talvez, no final da tarde, devido ao cansaço, não consigamos aproveitar os seus benefícios.

O momento da massagem deve ser visto como um parêntese nas atividades diárias, repleto de carinho e atenção. Logo vamos tomar gosto e aguardar ansiosos esse intervalo, considerando-o um dos mais gratificantes do dia, quando nos sentiremos renovados, relaxados e, ao mesmo tempo, estimulados. Muitas vezes, as dificuldades que pareciam quase insuperáveis adquirem sua real dimensão no decorrer do exercício.

Os cuidados com nosso bebê, às vezes, dão a impressão de ser uma experiência exaustiva. Algumas vezes parecemos estar no limite de nossas forças, já que não dispomos de suficientes horas de sono e nos deparamos com situações novas, de grande responsabilidade. Inseguranças desconhecidas podem aflorar, e há períodos em que não acreditamos estar à altura das exigências. Isso pode fazer com que vivenciemos essa nova fase de nossa vida de uma maneira muito diferente das expectativas que havíamos criado.

A chegada de um bebê traz consigo uma fonte de tensões que nem sempre conseguimos resolver de maneira adequada, e não faz tanta diferença se somos pais experientes ou de primeira viagem.

Entretanto, quantos momentos felizes!...

Devemos aproveitar a hora da massagem como uma oportunidade de reciclar e renovar nossas forças e nossa coragem. O contato com nosso filho, de forma consciente, nos ajuda a colocar cada coisa em seu lugar outra vez.

O ambiente

O tempo reservado para a massagem não deve ser muito longo, porque, como já foi explicado, o bebê não deve ser excessivamente estimulado. Contudo, tanto para nós quanto para ele, será muito bom tirar o máximo proveito desse momento, o que significa dedicação exclusiva, desligando-nos o máximo possível de toda e qualquer coisa que não seja nós e nosso filho. Por isso, devemos estar livres de preocupações, inquietações ou interferências, além de desligar o telefone e de cuidar para não sermos interrompidos.

O bebê não precisa de muito empenho de nossa parte para interagir conosco, mas nessa interação utilizará todos os seus sentidos e tudo terá importância: nosso tato, a troca de olhares, o tom de voz, nosso cheiro e o do ambiente.

Portanto, a massagem pressupõe colocar em ação muitos elementos que influenciam na vinculação, e é justamente essa a nossa intenção.

Criar um ambiente calmo e agradável nos ajudará a descontrair, curtir o momento e, principalmente, entrar em harmonia com nós mesmos, com nosso filho e com a vida.

A música

Também podemos escolher uma música suave e cadenciada para acompanhar a massagem. As canções de ninar, por exemplo, ajudam a imprimir um ritmo mais propício a ela.

Cada cultura possui seu próprio repertório de músicas infantis; basta escolher aquelas que mais nos agradam, já que todas, seja qual for sua procedência, têm praticamente os mesmos ritmos, adequados para os bebês e seguem compassos naturais, como as batidas do coração ou o barulho das ondas do mar. Então, é só acompanharmos esse ritmo, podendo ou não cantar, mas lembrando-nos de que, se o bebê se mostrar impaciente ou agitado, será preferível limitar os estímulos nas primeiras sessões, mantendo a concentração na massagem em si, na pressão e no contato visual. Alguns sussurros suaves bastarão para animá-lo a prosseguir.

Algumas vezes os bebês precisam descansar e se desligar de algum dos estímulos que lhes oferecemos. Devemos permitir que nosso filho desvie o olhar de vez em quando, mas o animaremos a se conectar de novo. Se tivermos de escolher, será melhor prescindir dos estímulos externos, como a música, em favor daqueles que podemos oferecer com nossos próprios recursos. Não devemos esquecer que, para ele, a nossa voz é o som mais melodioso do mundo.

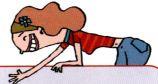

Autorrelaxamento antes de começar

Para fazer com que nosso bebê relaxe, nós também temos de estar relaxados. Somente assim poderemos perceber as mensagens que o bebê nos envia e responder a elas com serenidade. Não é preciso aprender nenhuma técnica específica para isso; bastará realizar alguns alongamentos, respirar lenta e profundamente e preparar um ambiente adequado para a prática da massagem. A iluminação apropriada e uma música suave contribuirão para o relaxamento necessário.

O relaxamento

Antes de começar, é essencial tirar o relógio, os anéis e outras joias que podem machucar a delicada pele do bebê. Podemos escolher entre despi-lo de todo ou começar tirando a roupinha apenas da parte que será massageada.

Antes de iniciar a sessão de massagem, devemos nos permitir um tempo para compartilhar esses momentos especiais de intimidade com o bebê, procurando mentalizar a nossa presença como fonte de conforto, bem-estar e segurança. Temos de estar conscientes do amor que nos une e da extraordinária e profunda força que esse afeto representa. Vamos respirar e sentir a intensa emoção que nosso filho nos provoca. Se lhe dermos a possibilidade de entrar em contato com o que temos de melhor, ele vai nos agradecer.

Tal sentimento produz um grande conforto em nosso corpo. Ao respirar profundamente, entraremos em contato com uma poderosa energia que surge do centro de nosso peito, que pode ser percebida de forma muito precisa e concreta. A cada nova respiração, sentiremos essa energia deslizar pelos nossos braços até alcançar nossas mãos, como um presente para ofertar ao nosso bebê.

Devemos aproveitar esses breves instantes para tomar consciência também de nosso próprio corpo, principalmente das partes mais tensas, como cabeça, ombros, mãos, costas e pés, e procurar relaxá-las a cada respiração, substituindo a tensão pelo bem-estar.

O importante é encontrarmos a nossa própria forma de relaxamento e nos concentrarmos na criança enquanto respiramos profundamente. Existem incontáveis maneiras de fazer isso. Todas são igualmente válidas; só precisamos levar em conta a adequação ao tempo que o bebê é capaz de ficar esperando.

CARINHO É MUITO BOM!

Pedindo licença para começar...

Uma sessão de massagem e tudo o que a envolve começa sempre com um pedido de licença para iniciá-la. Mesmo que seja feita em um bebê, é essencial começar com esse pedido. Depois de ter respirado profundamente para relaxar as tensões e concentrar-nos no bebê, mostraremos a ele as mãos, enquanto esfregamos o óleo, e perguntamos se deseja uma massagem nas pernas, ou na barriguinha, ou em algum outro lugar. Naturalmente, sendo novinho, nas primeiras vezes não obteremos uma resposta clara, mas logo poderemos observar suas reações e seremos capazes de interpretar suas demonstrações de alegria e prazer ao ver nossas mãos esfregando o óleo. Assim saberemos se nesse momento está mais interessado em outra coisa ou se, ao contrário, está receptivo.

Quando a massagem já fizer parte da rotina cotidiana, o mais provável é que o bebê espere pela sessão no momento habitual do dia reservado para essa prática. Mas não devemos nunca nos esquecer de pedir licença e tampouco de prestar atenção à resposta e agir de acordo.

Mais tarde, a criança conseguirá responder verbalmente, saberá explicar o que e como sente. Mesmo assim, sempre deveremos oferecer a massagem como uma proposta de livre aceitação.

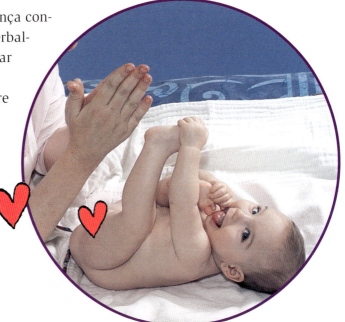

... E despedir-se ao terminar

Enquanto não chegam esses momentos, que por hora parecem tão distantes, podemos nos deliciar com o delicado contato com a pele de nosso filho, seus gorjeios e suas conversas. E não importa se é ele quem decide interromper a sessão ou se a massagem está concluída: terminemos sempre com uma grande carícia que englobe o corpo todo. Encerre a sessão com uma despedida, fazendo com que o bebê perceba que acabou. E, depois, deixe que ele fique bem juntinho, o mais perto possível de seu coração.

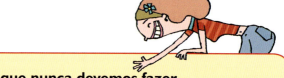

O que nunca devemos fazer

- Forçar o bebê quando ele demonstrar não ter vontade de receber a massagem.
- Tentar antecipar as funções cognitivas próprias de cada etapa.
- Superestimular o bebê, já que isso pode causar irritação e insônia.
- Parar uma massagem pela metade, a não ser que o bebê demonstre querer interrompê-la; esta última situação acontece muitas vezes e devemos aceitá-la.

Um tempo para os dois

Embora seja um momento exclusivo para os dois, pode acontecer que em alguma ocasião esteja presente o outro progenitor, alguém da família, um amigo ou uma amiga da família. Isso também pode ser interessante, desde que sejamos capazes de manter a bolha invisível ao nosso redor.

O bebê necessita saber em mãos de quem se encontra e com quem está estabelecendo contato. Por isso, se quisermos ensinar alguém a realizar a massagem, essa pessoa deve permanecer a certa distância, fora do alcance visual da criança, para não interferir em nossa comunicação com ela.

Conversas paralelas também devem ser evitadas, para não perturbar o "diálogo" estabelecido com o bebê, que, quando em contato com a pessoa que realiza a massagem, fixa o seu olhar ao dela, de modo que a participação de mais alguém provavelmente o fará perder o interesse pela massagem ou se irritar por não estar recebendo atenção exclusiva.

Nunca se devem trocar ou misturar as mãos de diferentes pessoas. A pessoa que estiver observando, se quiser, poderá aplicar os movimentos em outra sessão, pois o tato é diferente e a relação que se estabelece durante a sessão de massagem também, o que acabaria confundindo e frustrando o bebê.

Em um primeiro momento, talvez nos perguntemos se vai valer a pena ter de cumprir tantos pré-requisitos para poder oferecer vinte minutos de massagem ao nosso bebê. A resposta é: sim! Na verdade, são coisas muito simples e gratificantes, e de todo modo devemos lembrar que o importante não é o tempo dedicado à massagem em si, mas a qualidade inigualável da experiência que será compartilhada.

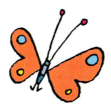

5. Posições e acessórios

Posições

Depois de criar a atmosfera que desejamos para iniciar a sessão de massagem, convém saber quais as posições mais adequadas que permitirão maior conforto e relaxamento.

Para começar, é fundamental levarmos em conta que nossa posição deve propiciar o máximo contato sensorial com o bebê. Uma ideia interessante é sentar no chão sobre um cobertor que delimite o espaço e torne a superfície mais confortável. Também devemos dispor de um trocador de fraldas ou protetor impermeável para colocar sobre o cobertor. Em cima do trocador estenderemos uma toalha macia para que o corpo do bebê não fique em contato com o plástico, com a umidade e o eventual xixi.

Serão necessárias algumas almofadas para que possamos nos apoiar contra a parede, levantando ligeiramente o cóccix de modo a ficarmos com as costas eretas sem grande esforço. Colocaremos quantas almofadas for preciso para ficarmos confortáveis e à vontade.

A massagem começará pela parte da frente do corpo. Se o bebê for muito novinho, ainda não conseguirá manter-se alinhado e quando o colocarmos de barriga para cima a sua cabeça ficará inclinada para um dos lados. Isso dificultará a troca de olhares e sorrisos. Devemos esperar um pouco mais, a fim de observarmos os gestos e as caretas que poderiam indicar cansaço, desagrado ou bem-estar.

Construindo um ninho

A sensação de não poder comunicar-se de maneira adequada pode produzir inquietação nos dois. Por esse motivo, propomos construir uma espécie de ninho ou berço: com as pernas levemente abertas e flexionadas,

CARINHO É MUITO BOM!

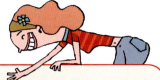

> **A posição é muito importante!**
>
> Algumas pessoas preferem adaptar as posições recomendadas e fazer a massagem na cama ao invés de no chão. Caso surjam dificuldades importantes para manter qualquer uma dessas posições no chão ou na cama, também é possível realizar a massagem em pé, com o bebê deitado no trocador.
> A experiência não será a mesma para ambos, por isso se recomenda fazer um esforço e tentar novamente as posições propostas.

unimos as plantas dos pés e cobrimos o espaço que fica delimitado pelas pernas e pelos pés com uma manta. Em cima da manta, colocamos o protetor impermeável e a toalha, acomodando o bebê com a cabeça sobre as laterais internas dos pés. Com isso, a cabeça do bebê ficará delicadamente estabilizada e conseguiremos fitá-lo diretamente nos olhos. A proximidade com o bebê também permite realizar a massagem confortavelmente.

Quando o bebê conseguir se alinhar sem necessidade de ajuda, poderemos continuar mantendo a posição mencionada anteriormente, porém sem juntar os pés, de modo que seu corpo ficará no espaço entre as nossas pernas. Desse modo conseguiremos tocá-lo sem esforço, mantendo, ao mesmo tempo, a proximidade física desejada. Essa proximidade garante o máximo contato sensorial, porque o olhar, o tato e o cheiro se potencializam. Também é possível realizar a massagem colocando o bebê em cima de nossas pernas cruzadas.

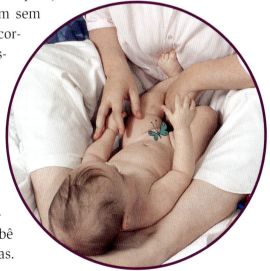

Se, por algum motivo, não for possível manter essa posição de maneira confortável, podemos experimentar colocar o bebê sobre as pernas juntas, flexionadas ou esticadas, e mantendo as costas apoiadas à parede usando as almofadas necessárias.

Depois, no momento de massagear as costas, podemos colocar o bebê de bruços sobre nossas pernas. Se estivermos com as pernas cruzadas, o espaço que se forma entre as pernas deve ser preenchido com almofadas. Com isso, evitaremos que, por causa dos movimentos e da pressão da massagem sobre as costas, o corpo do bebê escorregue para baixo, curvando sua coluna para a frente.

Óleo de massagem

Devemos ter sempre o óleo de massagem ao nosso alcance, de modo que possamos pegá-lo facilmente com a mão, sem necessidade de fazer muitos movimentos. Por isso, recomendamos que o óleo seja colocado em um pequeno pote ou pratinho, em vez de deixá-lo no frasco original.

A função do óleo é ajudar no deslizamento das mãos, para que não produzam atrito na pele do bebê, que poderia machucar e causar desconforto. Não é preciso uma grande quantidade, mas deve ser adequada ao tamanho do nosso filho. Recomenda-se esfregar o óleo entre as mãos, para aquecê-lo com a fricção, ao invés de espalhá-lo diretamente sobre a pele do bebê. O óleo que sobra após cada massagem deve ser descartado.

Esse é o momento ideal para introduzir o pequeno ritual de pedir licença para iniciar a massagem. Para isso, vamos esfregar o óleo nas mãos na frente do bebê, de modo que ele possa ver o que estamos fazendo. Mostremos a ele as mãos brilhantes de óleo. O bebê logo saberá que esse movimento, somado aos outros detalhes que providenciamos, significa que chegou a hora da massagem.

Óleo vegetal de primeira pressão ou prensado a frio. Existem óleos vegetais elaborados a partir de diferentes sementes e frutas.

Alguns deles, como o de amêndoas doces, avelãs e gergelim, são excelentes, mas podemos escolhê-los em função de suas propriedades e de nossas preferências pessoais. De todo modo, a qualidade depende dos processos aos quais foi submetido o fruto ou a semente para sua extração. Os melhores óleos são aqueles obtidos por pressão a frio, porque mantêm todas as propriedades nutritivas, hidratantes, cicatrizantes e protetoras, uma vez que seus elementos se mantiveram intactos.

Óleo perfumado?

Sempre que possível, prefiramos usar óleos vegetais prensados a frio, tomando o cuidado de verificar se não foram adicionados óleos essenciais em excesso. Essas essências são muito aromáticas e, em doses muito altas, podem ser fortes demais para os bebês. Além de agressivas para seus delicados sentidos, poderão sobrepor-se ao odor da pessoa que oferece a massagem. Detectar e reconhecer os respectivos odores corporais é uma maneira a mais de se comunicar.

Óleos vegetais processados. Em segundo lugar, temos os óleos vegetais que os frutos ou as sementes foram submetidos a processos de alteração de temperatura para maior rendimento. Embora tenham perdido grande parte de suas propriedades, têm preços mais acessíveis e, por sua origem, são bastante recomendados.

Óleos minerais. Obtidos a partir de diversos processos de refinação e diferentes fontes, são em sua maioria derivados do petróleo e contêm parafina, que obstrui os poros e impede a pele de respirar. Por terem maior índice de toxidade, não se recomenda o uso desses óleos em bebês diariamente ou durante longos períodos. Não podemos esquecer que é muito comum eles levarem o óleo à boca e aos olhos.

6. Comunicação infantil

Um pouco de história

Desde muitos séculos, as experiências pessoais de várias gerações têm perpetuado modelos de relação com os recém-nascidos baseados em ideias que hoje consideramos equivocadas. Uma dessas ideias, ainda muito enraizada em nossa sociedade, provém do século XIX.

Um livro de puericultura de grande divulgação, escrito por um médico, recomendava que as mães não pegassem seus filhos no colo, não respondessem ao seu choro, alimentassem-nos seguindo horários rigorosos e não os ninassem. Naquela época, considerava--se que o comportamento espontâneo das mães levavam as crianças a se tornarem "mal-acostumadas". Na mesma época, a Psicologia indicava que os bebês eram organismos insensíveis, incapazes de se comunicar ou de aprender nas primeiras fases de vida.

Durante o século XX, algumas dessas crenças se mantiveram, embora, por sorte, a sensibilidade e a observação de alguns médicos permitissem vislumbrar a importância que os cuidados maternos podiam ter para a saúde e bem-estar das crianças.

Uma nova concepção

Nos últimos anos, um número incontável de pediatras, neonatologistas, psicólogos, ginecologistas e cientistas em geral entregou-se à tarefa de mudar essa concepção ultrapassada. Os especialistas, em conjunto com a sociedade, trabalharam no sentido de ampliar as consciências e preparar o momento de dar as boas-vindas àqueles que chegam, contribuindo com dados precisos e mensuráveis.

É bem verdade que ainda sentimos o peso dessas influências do passado. Há pessoas que parecem se incomodar com a presença das crianças em determinados ambientes e nem sempre as novas mamães e os novos papais recebem o apoio social de que necessitariam. Mas existem pensamentos, atitudes e estudos que, como suave brisa, limpam a atmosfera que durante tantos anos asfixiou os pequenos seres e seus pais, dificultando, em muitos sentidos, o crescimento de todos como pessoas.

O bebê procura se relacionar, estabelecer contato e se comunicar desde o início porque, como já comentamos, seu sistema sabe que só conseguirá sobreviver se estiver ligado a alguém que se responsabilize por atender suas necessidades. Todas as mensagens que chegarem nesse sentido contribuirão para acalmar a inquietação de se sentir sozinho e sem recursos para sua sobrevivência. E por obra da misteriosa e sábia natureza, à medida que nos relacionamos com nosso filho, vão sendo criados vínculos afetivos que nos tornam mais atentos às suas necessidades e mais preparados e ágeis nas respostas dadas às suas demandas. Esse sincronismo, que permite que o bebê se comunique de modo eficiente, lhe oferece a possibilidade de crescer sobre fundamentos sólidos de confiança e segurança, que serão a base de sua futura autoestima.

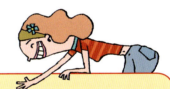

Em sintonia com o bebê

A nova ciência revela que, se os primeiros estágios da vida transcorrerem de modo satisfatório, a pessoa contará com melhor saúde tanto do ponto de vista físico como mental e social.
Por isso, é importante prestar atenção às reações de nosso filho desde os primeiros dias de vida. Só assim será possível satisfazer suas demandas. A massagem será uma grande aliada nesse exercício de observação.
Nesse breve tempo de escuta atenta, podemos ir descobrindo os gestos e os movimentos que o bebê usa para se comunicar, expressar prazer e bem-estar ou desprazer e desagrado.
Podemos, portanto, conhecê-lo melhor e adaptar nossas respostas a seus sinais.

O choro do bebê

O choro dos recém-nascidos talvez seja para os adultos ocidentais um dos comportamentos mais misteriosos, angustiantes e desconcertantes que existem. Gostaríamos que os bebês não chorassem, mas se o fizessem, que o choro correspondesse sempre a alguma causa evidente.

E é assim na maior parte das vezes, porém, nem sempre.

Devemos lembrar que o bebê não tem outra forma de expressar seu desconforto, sua fadiga, sua frustração, suas dificuldades de adaptação, sua solidão ou seu tédio. É verdade que algumas crianças choram um pouco ou muito mais que outras e, talvez, nunca cheguemos a descobrir os motivos das crises de choro de nosso filho, mas não devemos permitir que isso nos bloqueie.

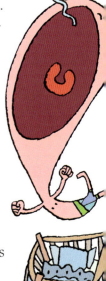

Em alguns momentos, quando o bebê chora, somos invadidos por uma sensação de culpa, nos perguntamos o que fizemos de errado e procuramos aliviar nossa culpa ou insegurança calando seu choro a todo custo; entretanto, estamos confundindo sua angústia com a nossa. O choro é uma necessidade do bebê que vez por outra procura drenar um sistema nervoso muito saturado de informações e sensações.

O choro continua

Quando já descartamos o que está ao nosso alcance (fome, sono, higiene...), a única coisa que podemos fazer por nosso bebê é o mesmo que fazemos por qualquer outra pessoa: oferecer presença, apoio e compreensão. Então, por que temos esse impulso incontrolável, que nos leva a tentar calar o choro do bebê, enquanto a um amigo ou familiar aconselhamos: "Chore, vai lhe fazer bem?".

A verdade é que nos sentimos mal quando tentamos ignorar o choro do bebê. O instinto nos diz que alguma coisa precisa ser feita. E, embora seja verdade que ele aprende a parar de chorar quando fica sozinho, deveríamos perguntar-nos se a mensagem que recebe nessa situação é a mesma que desejamos oferecer-lhe.

Não é fácil saber como agir diante do choro do bebê. Por sua própria personalidade e natureza, algumas crianças são mais inquietas e explosivas, e, portanto, têm mais propensão ao choro. Nesse caso, devemos tomar cuidado para não sobrecarregá-las de estímulos.

Seja qual for a índole de nosso bebê com relação ao choro, talvez seja recomendável não tentar ignorá-lo nem impedi-lo ou silenciá-lo. O melhor a fazer é ficarmos por perto, prestar atenção às suas reações e, se não parecer nada grave, oferecer-lhe consolo, para ele saber que não está sozinho.

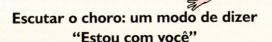

Escutar o choro: um modo de dizer "Estou com você"

Pela simbiose que mãe e filho mantêm, o bebê se sente completamente identificado com o estado de espírito materno ou da pessoa responsável por seus cuidados. Consequentemente, a maior ajuda que ele pode receber nesses momentos de tensão provém da calma, da segurança e da compreensão proporcionadas pela presença dos adultos.

Quando a mãe se angustia com o choro de seu filho, acaba transmitindo-lhe essa angústia e os dois entram em um círculo vicioso que será muito difícil de romper.

O choro nem sempre quer ser silenciado; algumas vezes, o bebê está pedindo para ser ouvido e ter a liberdade de se manifestar. Frequentemente, o choro soluciona o conflito, é libertador e acalma, desde que alguém o escute e compreenda.

Mesmo com tudo isso, pode ser que o bebê não pare de chorar, mas estaremos a seu lado, agindo de modo provavelmente mais coerente com nosso modo de ser, nossa intuição e sentimentos. Alguns conceitos de relacionamento fundamentados na escuta, no respeito e na colaboração com os demais sempre poderão ajudar.

Podemos respirar fundo, relaxar e pegá-lo no colo; observar seus movimentos, dizer-lhe que estamos ouvindo sua queixa e que tem toda liberdade de expressar o que sente. Oferecer-lhe nosso olhar, até que, aos poucos, o bebê procura nossos olhos como um elemento de salvação dentro de seu pequeno caos. Veremos, então, que a expressão e o tom de seu choro irão mudando. Em determinados momentos, teremos a impressão de que ele até quer verbalizar alguma coisa. E assim, amparado e sentindo-se em segurança, experimentará a sensação de liberdade e conforto que o poder de se expressar representa.

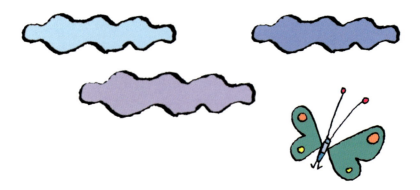

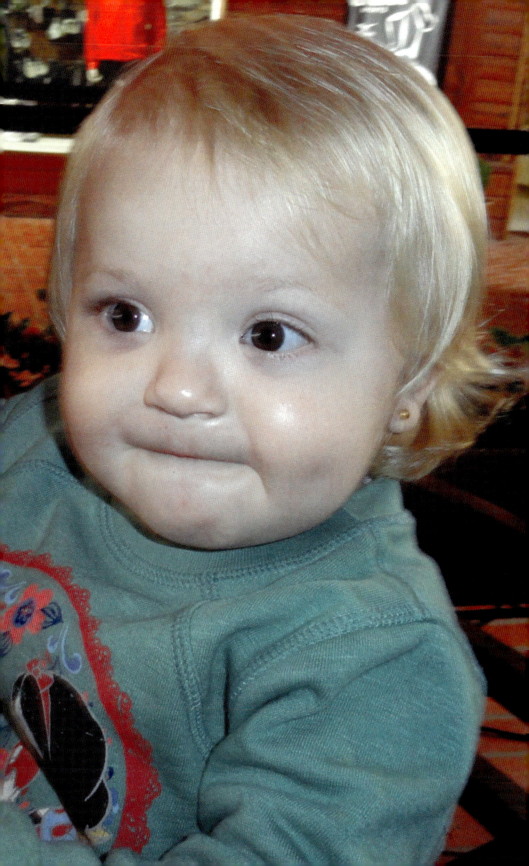

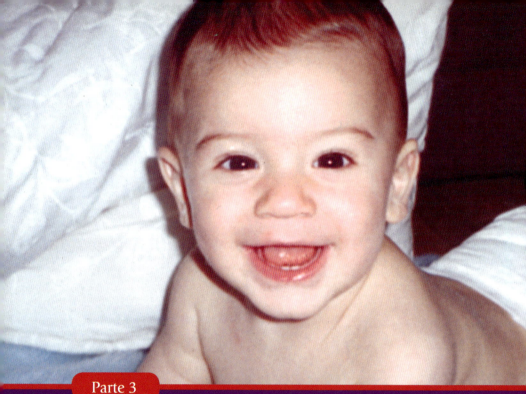

Parte 3

A aplicação da massagem

1. Tato, força e pressão
2. Tudo pronto para começar?
3. Sequência

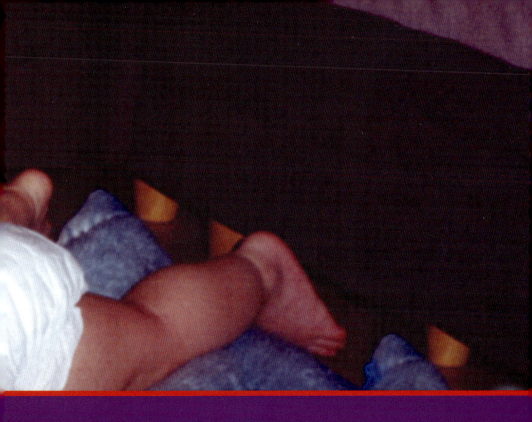

Para o bebê, a massagem tem um sentido diferente daquele que o adulto costuma experimentar ao se colocar em mãos de um massagista profissional. Não se trata de desfazer nós em uma musculatura ainda muito frágil (representa apenas 25% de seu peso total, enquanto nos adultos chega a quase 50%).

A massagem em crianças é, fundamentalmente, um meio de comunicação. Portanto, mais que o conhecimento profundo da técnica, o que importa é usar o poder do tato para compreender, respeitar e amar os bebês.

Durante a massagem, devemos concentrar toda nossa atenção no bebê e manter sempre o contato corporal, pelo menos com uma das mãos. Nessa etapa, a criança necessita de nossa plena dedicação, provavelmente mais do que virá a precisar novamente em outra fase da vida. Para nós e para o bebê, a massagem talvez represente uma excelente oportunidade de compartilhar um tempo de intimidade que beneficiará ambos a descontrair e renovar forças.

Não é o caso de querermos aprender todos os passos de uma só vez! Vamos começar por uma parte do corpo, depois passamos para outra. Aos poucos, o bebê irá se acostumando com a massagem e, dia após dia, nossa técnica ficará cada vez melhor. Quanto mais usarmos o sentido do tato, mais apurado ele ficará.

1. Tato, força e pressão

O contato físico é um tipo especial de comunicação sem palavras em que as emoções são transmitidas por meio da pele. É uma experiência simples e ao mesmo tempo extraordinária poder comprovar na própria pele aquilo que sentimos internamente dependendo das mãos que nos tocam.

Experimente sentar-se na frente de uma pessoa amiga, perto o suficiente para poder tocar em seu braço. Coloque seu pensamento em situações que provoquem ternura, ira ou indiferença; visualize cada uma das sensações, deixe-se conduzir pela intuição e aplique uma massagem sobre o braço dessa pessoa sem revelar seu pensamento. Depois, pergunte como ela se sentiu. Você se surpreenderá com o modo como a pessoa captou seus pensamentos; a força, pressão e ritmo da massagem serão muito diferentes em cada situação. A seguir, coloque-se em situação receptiva e repita a experiência; verá como não falha.

O bebê parece ter um sexto sentido para captar nosso estado de espírito, sendo especialmente sensível à ansiedade e ao estresse. Por isso, é fundamental que antes de iniciar a massagem tenhamos um tempo para relaxar e permitir que nossa mente conecte-se com sentimentos de ternura e alegria, a fim de que nossas mãos saibam comunicar essas sensações. Quanto mais cientes estivermos de que, para a criança, cada contato é uma expressão de sua união, maior atenção e cuidado teremos ao tocá-la.

No começo, os movimentos devem ser muito delicados, já que o corpo do bebê é tão sensível que apenas o roçar da pele é suficiente para estimular a circulação e tonificar as funções internas. Com o passar do tempo, conforme o bebê for crescendo e dominarmos melhor a técnica, a massagem pode se intensificar.

Os movimentos devem ser sempre amplos, lentos, rítmicos e com a pressão suficiente para serem agradáveis e ao mesmo tempo eficazes. Sempre que possível, vamos procurar ajustar nossas mãos ao corpo do bebê, enquanto as deslizamos seguindo cada movimento. O contato superficial e inseguro deve ser evitado, porque costuma provocar cócegas e irritar o bebê. A pressão deve ser suave, porém firme: além de agradável, a massagem deve transmitir segurança e confiança.

Mãos masculinas

Durante os nove meses de gravidez, quase sem perceber, a mãe massageou seu filho ao acariciar a barriga; além disso, o líquido amniótico e o cordão umbilical fazem com que o bebê se sinta permanentemente "tocado". Depois, a experiência do tato continua com a lactação. Por tudo isso, muitas vezes o pai se sente excluído. A massagem pode, então, ser uma excelente oportunidade de o pai transmitir segurança e satisfação ao pequeno, que, por sua vez, desfrutará da especial relação que se formará com seu pai.

Nenhum pai deve reprimir-se por medo de machucar o bebê com suas mãos grandes; afinal, os bebês não são tão frágeis como parecem.

2. Tudo pronto para começar?

Vamos reunir o material necessário para a massagem: protetor impermeável, toalha, óleo, muda de roupa... Preparar o ambiente: temperatura, luz, som... E desligarmo-nos por um tempo do resto do mundo: telefone, cozinha, máquina de lavar... Nós e nosso bebê vamos vivenciar um tempo muito especial em companhia um do outro.

O primeiro passo é encontrar uma posição em que nos sintamos confortáveis. Sentar-se no chão ou na cama, com as costas apoiadas, as pernas cruzadas, com criança de frente para nós, o mais perto possível, pode ser um bom ponto de partida. Também podemos esticar as pernas em forma de berço, sentar-nos em uma cadeira, ou ficarmos em pé diante do trocador.

Agora vamos procurar relaxar o corpo e a mente. Iniciamos com uma respiração profunda, lenta e regular. Afastaremos de nossos pensamentos todo tipo de preocupações ou planos. Fechamos os olhos enquanto mantemos contato com o bebê ou simplesmente olhamos para ele. Sentimos como seu corpo vai relaxando, começando pela cabeça, cada um de seus músculos, até a ponta dos pés. Não tenhamos pressa para terminar esse exercício.

O olhar, o sorriso, a voz, os movimentos de seu corpo em harmonia com as mãos, o ritmo, e o tato suave, embora firme, somam-se à massagem propriamente dita e são uma parte fundamental da relação.

CARINHO É MUITO BOM!

Pedindo licença para começar

Depois de dispensar esse tempo a nós mesmos, é hora de começar, mas não sem antes pedir licença ao bebê e "escutar" sua resposta.

Ainda com o bebê vestido, vamos acariciar seu corpinho com as mãos, ou esfregá-las diante dos seus olhos dizendo algo como "é hora da massagem, posso começar?". É possível que na primeira sessão o bebê não dê nenhum sinal de resposta porque ainda desconhece essa situação; entretanto, logo estará familiarizado com o ritual e à sua maneira conseguirá comunicar se está disposto.

Tiramos anéis, pulseiras, relógios ou qualquer outro adorno que possa machucar o bebê durante a massagem. Mantendo um ritmo de respiração profunda, lenta e regular, começamos a despi-lo. Nas primeiras sessões é aconselhável aplicar a massagem apenas nas pernas, então, ele deverá ficar sem roupa da cintura para baixo. Convém colocá-lo sobre um protetor impermeável para prevenir possíveis vazamentos e, então, tiramos sua fralda.

À medida que formos adquirindo prática, poderemos incorporar outras partes do corpo. Algumas crianças começam a gostar da massagem em poucas sessões, outras levam mais tempo. Aos poucos, vamos detectando a duração que necessita e quais os movimentos mais aceitos.

Por que ele não quer? O que devo fazer?

A falta de predisposição do bebê em receber a massagem pode resultar de um desconforto causado pelas condições ambientais: é possível que sinta frio, que a música não seja de seu agrado ou esteja muito alta.

Também pode acontecer de precisarmos relaxar um pouco mais. O tato é um poderoso instrumento de

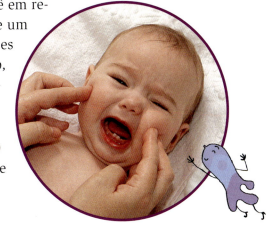

comunicação: por meio dele podemos transmitir nosso amor, mas também nossas tensões.

Melhoramos o ambiente, relaxamos, respiramos fundo, embalamos o bebê ou apoiamos suavemente as mãos sobre suas perninhas ("mãos que repousam") e pedimos licença para recomeçar.

Se o bebê se mostrar inquieto, mas não recusar a massagem, poderemos prosseguir com a sessão. Se for esse o caso, ao completar a primeira perna o bebê já estará calmo e apreciando a massagem. Se recebermos uma resposta claramente negativa, será melhor não insistir e deixar para outra hora.

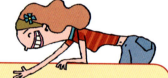

Como saber se a resposta é "não"?

Qualquer uma das reações a seguir pode ser um sinal de recusa:

- a criança esperneia,
- chora e se agita,
- levanta as mãozinhas como um escudo de proteção,
- gira a cabeça,
- estica todo o corpo com as pernas tensionadas,
- arqueia a coluna ou o pescoço,
- movimenta os olhos rapidamente,
- tem soluços.

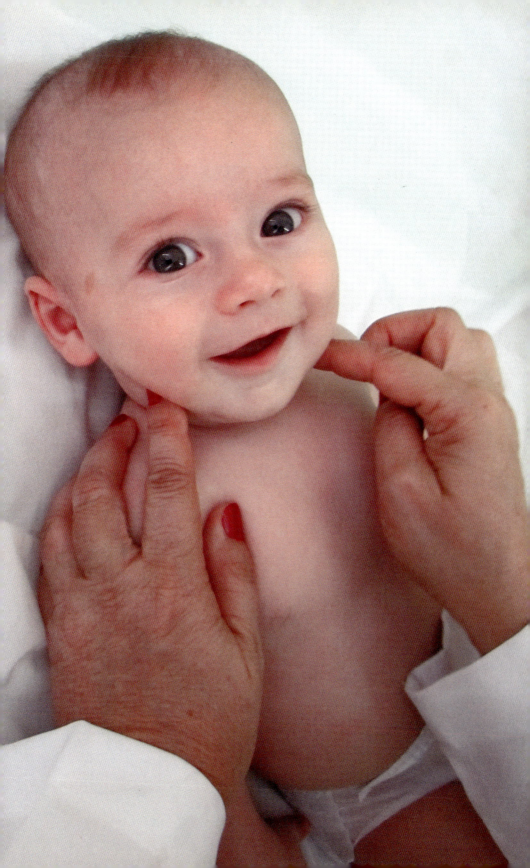

3. Sequência

A sequência de movimentos da massagem deve sempre seguir uma ordem ascendente, iniciando pelas pernas e pelos pés. No caso dos bebês, por serem essas as partes menos vulneráveis de seu corpo, é ainda mais recomendável.

Em geral, essa é a região preferida, a que eles mais gostam. É um bom começo para se criar um clima de confiança e segurança, que favoreça a massagem. A partir daí, as demais regiões da parte superior do corpo vão sendo adicionadas até completar o esquema corporal.

Muitas crianças fecham os braços sobre o peito instintivamente, para proteger os órgãos vitais. É importante respeitarmos seu instinto, sem forçarmos determinada posição ou obrigando-o abrir os braços. Aos poucos, nós e o bebê vamos nos habituar aos movimentos e adquiriremos confiança um no outro.

Vamos completar toda a sequência de movimentos primeiro em uma perna e depois na outra. Dá mais segurança, ideia de ordem e simetria, além de ajudar a aumentar a confiança e o bem-estar do nosso bebê. O mesmo vale para os braços: primeiro um, depois o outro.

O ideal é fazermos a massagem todos os dias, se possível no mesmo horário e em condições ambientais semelhantes, repetindo cada movimento três ou quatro vezes, no mínimo.

Caso nosso filho tenha sido hospitalizado, possivelmente terá recebido alguma picada no calcanhar, no braço ou na mão, para a coleta de amostra de sangue para os exames ou para inserir alguma via de acesso ao soro. É natural que apresente uma sensibilidade especial nessa região durante algum tempo. Se recusar a massagem nesses pontos, vamos nos limitar a segurar com as mãos a área afetada, oferecendo-lhe calma e calor; mais tarde aceitará a massagem novamente.

Uma vez concluída a massagem, podemos oferecer-lhe uma canção suave ou agasalhá-lo com uma toalha, embalá-lo durante algum tempo nos braços e, por último, vesti-lo novamente, coisa que não costuma agradar muito à maioria dos bebês.

Quando houver condições climáticas favoráveis, certificando-nos de que a temperatura seja adequada, podemos tentar fazer a massagem ao ar livre, o que será uma experiência incrível para os dois.

A pele, meio de comunicação

A pele, tão ampla e intimamente conectada com o sistema nervoso, é uma das principais vias de comunicação que o bebê dispõe. Por isso a massagem, assim como todo tipo de carinho e contato, pressupõe uma das formas mais agradáveis e diretas de relacionar-se e contribuir para estreitar os laços afetivos. Desse modo, reforça-se o vínculo e se estabelecem bases sólidas para esse futuro que está, realmente, em nossas mãos.

PERNAS E PÉS

Nas pernas realizamos três tipos de movimentos básicos:

- ▶ **Movimento indiano.** O movimento vai dos quadris/bacia para os pés. Favorece a circulação do sangue em direção aos pés e é mais relaxante.
- ▶ **Movimento sueco.** Este vai dos pés para os quadris/coxas. Melhora a circulação do sangue em direção ao coração e é mais tonificante.
- ▶ **Compressão, torção e rolamento.** Incide na musculatura, por isso melhora o tônus muscular e ajuda a relaxar as pernas.

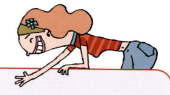

Aviso!

Nunca force o movimento, respeite a posição natural do corpo e interrompa a massagem se perceber resistência, por menor que seja.

1. Movimento indiano

Segure suavemente o tornozelo do bebê com uma das mãos. Com a outra, forme com os dedos uma espécie de bracelete, e, com movimentos giratórios, deslize da parte superior da perna em direção ao pé. Alterne as mãos, uma após outra. Do lado externo da perna do bebê, a mão deve sair do quadril, em movimento ascendente, em direção ao tornozelo. Do lado interno, mantém-se a bacia do bebê em posição plana e massageia-se o lado interno da perna. O corpo do bebê deve permanecer sempre bem apoiado, em posição horizontal.

2. Compressão e torção

Coloque as mãos em forma de bracelete, como na etapa anterior, e deslize-as em direção ao pé, ao mesmo tempo que realiza uma ligeira torção, como se você estivesse escorrendo uma peça de roupa delicada que acaba de lavar. Mantenha as mãos juntas na subida para não prejudicar a articulação do joelho, como se uma girasse sobre a outra no sentido inverso. Ao repetir o movimento comece com a outra mão.

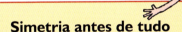

Simetria antes de tudo

A massagem dos membros deve ser simétrica. Isso significa que uma vez concluída a sequência de movimentos em uma perna ou um braço, o mesmo deve ser feito no outro membro; nunca devemos interromper a sequência e alternar os exercícios nos dois membros (pernas ou braços) ao mesmo tempo.

Recomenda-se aprender os movimentos por partes. Primeiro as pernas e os pés. Quando já tivermos praticado vários dias, por exemplo, durante uma semana, poderemos passar para a próxima parte e assim sucessivamente. Dessa forma, o aprendizado será mais fácil e o bebê terá a oportunidade de ir se habituando aos poucos à massagem.

3. Polegar atrás de polegar

Com o dedo reto sobre a planta do pé, deslize os polegares, um depois do outro, do calcanhar até os dedos.

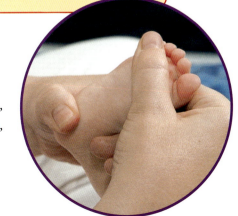

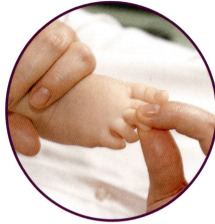

4. Puxando um fio

Realize uma leve torção e compressão em cada um dos pequenos dedos do pé. Amplie o movimento como se estivesse puxando um fio imaginário. Esse movimento costuma agradar muito às crianças.

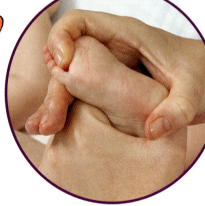

5. Sob os dedos do pé

Com o indicador apoiado, pressione levemente a almofadinha localizada embaixo dos dedos do pé.

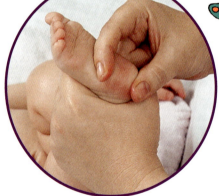

6. Almofadinha do calcanhar

Pressione suavemente com o dedo indicador a almofadinha do pé onde começa o calcanhar.

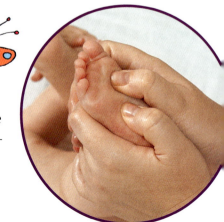

7. Andando com os polegares

Com os polegares apoiados, pressione a planta do pé, como se estivesse caminhando sobre ela.

CARINHO É MUITO BOM!

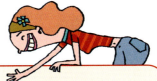

A importância do pé

Calcula-se que existam setenta e duas mil terminações nervosas em cada pé. Para a reflexologia podal, é nos pés que as diferentes partes e órgãos de todo o corpo se refletem. Estudar os pontos reflexos do pé permite ativar as forças curativas do próprio corpo.
A reflexologia é uma terapia semelhante à acupuntura, porém sem as agulhas.

8. Peito do pé

Apoie os polegares em paralelo sobre a região dorsal do pé e deslize-os um após o outro, saindo dos dedos em direção ao tornozelo.

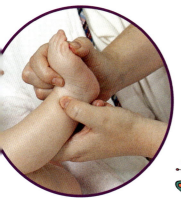

9. Círculos no tornozelo

Desenhe pequenos círculos com os polegares sobre o tornozelo do bebê.

10. Movimento sueco

Este movimento é parecido com o movimento indiano, só que em sentido contrário: do tornozelo para o quadril. Segure o tornozelo com uma das mãos enquanto a outra desliza pelo lado externo da perna. Em seguida, trocando de mão, em um movimento suave, deslize-a pela parte interna. Alterne as mãos. Mantenha a bacia do pequeno apoiada em posição horizontal.

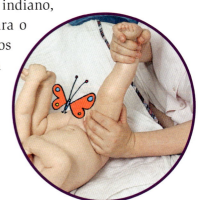

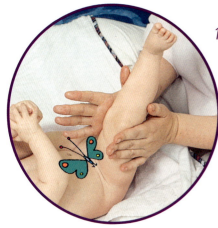

11. Rolamento

Com as mãos espalmadas, segure a perna do bebê e faça ligeiros movimentos de rolamento. Pense em como se fazia fogo na Antiguidade; a posição das mãos é a mesma, mas sem acelerar o movimento.

12. Relaxando o bumbum

Assim que você terminar a sequência de movimentos em uma das pernas e no respectivo pé, faça o mesmo na outra. Depois, realize pequenos círculos no bumbum com as duas mãos, como se quisesse amassá-lo, e deslize as mãos pelas pernas e pelos pés com um ligeiro balanço. Esse movimento é muito relaxante e costuma agradar muito aos bebês.

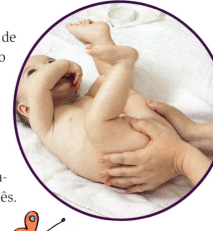

13. Integração

Com as duas mãos faça uma varredura saindo dos quadris/bumbum em direção aos pés. Esse exercício, além de integrar pernas e tronco, indicará ao pequeno que a partir daí a massagem se concentrará em outra parte do corpo.

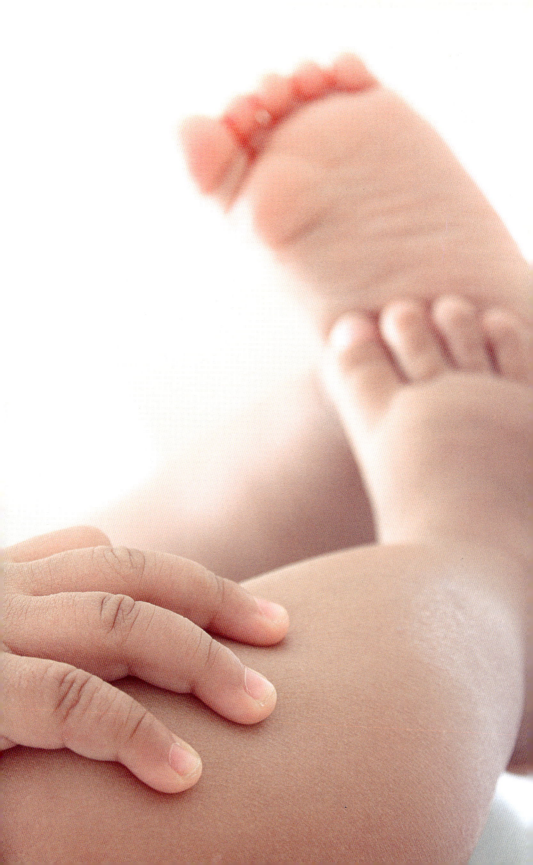

ABDOME

Os movimentos na barriga devem ser feitos sempre no sentido horário, já que essa é a direção que o alimento segue no intestino. A intenção é ajudar o deslocamento dos gases e da matéria fecal para facilitar sua eliminação. A massagem não deve ser feita após a alimentação.

1. Descansando as mãos

Comece a sequência estabelecendo contato com a barriga da criança: apoie as mãos sobre ela, sinta-as quentes, relaxadas, com alguma pressão.

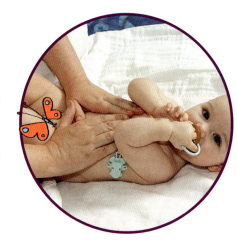

2. Ondas ou roda d'água (I)

Com a mão espalmada, amoldada à barriga do bebê, comece sobre o umbigo – exatamente onde as costelas se abrem – e deslize-a até a parte baixa do ventre. Repita o movimento alternando as mãos sucessivamente como se fossem ondas ou peças de uma roda hidráulica.

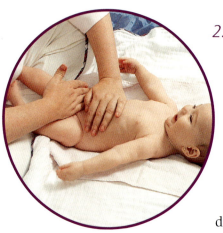

3. Ondas ou roda d'água (II)

Este movimento é similar ao anterior. Levante as pernas do bebê; para isso, você deverá segurar por trás os tornozelos ou então passar uma mão por baixo de uma das pernas para apoiar a outra. Permite relaxar a barriga e fazer a massagem com maior profundidade. Aplique a massagem com a mão dominante, enquanto segura as pernas da criança com a outra. O corpo do pequeno deve ficar bem apoiado na superfície.

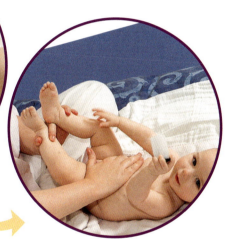

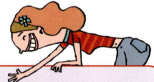

Vantagens principais da aplicação da massagem no abdome

- Tonifica a musculatura abdominal e o aparelho intestinal.
- Ajuda a eliminar gases.
- Proporciona alívio das cólicas.
- Melhora a prisão de ventre.

4. Polegares para os lados

Apoie os polegares sobre o umbigo do bebê e deslize-os para as laterais. Aplique pressão com os dedos, tomando o cuidado de que não cheguem a afundar na barriga do pequeno.

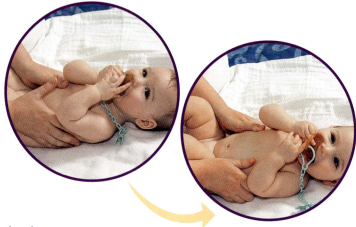

5. Sol e lua

Com a mão esquerda desenhe um círculo completo em torno do umbigo, sempre no sentido horário, começando pelo lado esquerdo (7 horas). Quando a mão esquerda chega às 6 horas, a direita desenha uma lua que vai das 8 às 4 horas aproximadamente. À primeira vista, esse movimento parece complexo, mas depois de praticar um pouco será bem divertido. Desenhe o sol de forma constante com a mão esquerda e, em seguida, junte a lua com a direita.

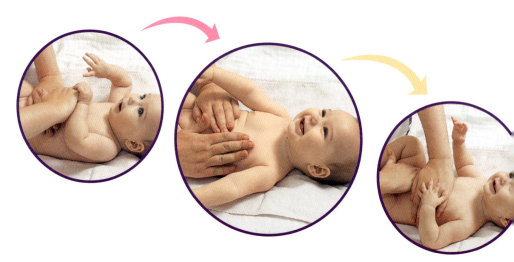

6. "I-L-U" invertidos

Ao realizar este movimento pense na alegria que os pais sentem ao ver o bebê balbuciar alegremente as primeiras letras. Vamos escolher três delas, ao acaso, e começar a brincar.

I: Com a mão direita desenhe um **I** sobre o lado esquerdo da barriga da criança, de cima para baixo; repita o movimento várias vezes.

L: Em seguida um **L** invertido, da direita para a esquerda do bebê e depois para baixo.

U: Por último, trace um **U** invertido, começando pelo lado direito da barriga do bebê.

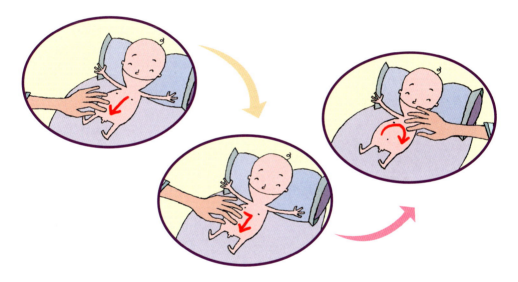

7. Caminhando

Com a polpa dos dedos, e não com as pontas, caminhe sobre a barriga do pequeno, ao redor do umbigo, partindo do lado direito do abdome do bebê para o esquerdo.

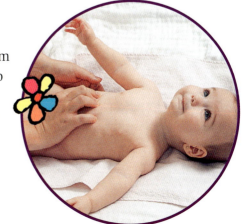

TÓRAX

Muitos bebês, sobretudo os mais novinhos, tendem a cruzar os braços sobre o peito como forma de proteção. Se a criança mostrar resistência, não devemos forçar a posição obrigando-a a abrir os braços, mas adaptar a massagem à sua postura e direção. Mais tarde, quando se sentir mais segura, de modo natural e espontâneo, a criança relaxará os braços e oferecerá toda essa área para a massagem.

O objetivo da massagem no tórax é tonificar os pulmões e o coração, e, consequentemente, melhorar a respiração e a circulação.

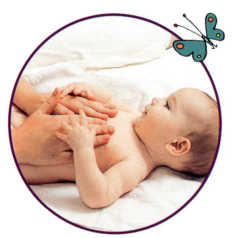

1. Descansando as mãos

Coloque as mãos delicadamente sobre o peito da criança para que ela saiba que a massagem no tórax vai começar.

2. Abrindo um livro

Posicione as mãos juntas no centro do peito, deslize-as em direção às laterais como se estivesse alisando as folhas de um livro. Depois, vá descendo como se desenhasse um coração. Volte a subir pelo centro até o ponto inicial para repetir o movimento. A pressão vai do centro do peito para fora; o restante do movimento serve apenas para manter contato com a pele de modo contínuo.

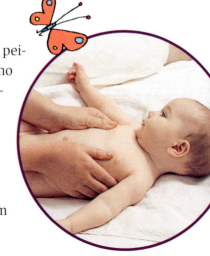

3. Borboleta

Inicie o movimento apoiando as duas mãos no peito do bebê. A mão direita se desloca em diagonal pelo tórax até chegar ao ombro direito da criança; depois, puxando levemente o ombro, a mão volta a deslizar sobre o peito, traçando outra diagonal. Repita o movimento do outro lado com a mão esquerda. Alterne as mãos suavemente. A pressão é exercida com mais ênfase no movimento de ida e, na volta, o movimento é mais leve. Acompanhe esse movimento com seu corpo.

4. Integração

Deslize as mãos pelo tórax, abdome, pernas e pés do bebê para integrar todos os movimentos que você acaba de realizar.

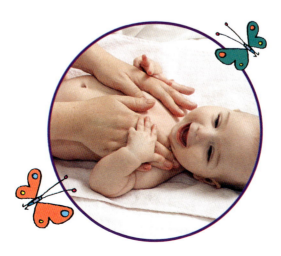

BRAÇOS E MÃOS

Lembre-se de que, se o bebê mantiver os braços flexionados sobre o peito, você não deverá forçar a posição, nem obrigá-lo a separá-los. Mais tarde, quando se sentir seguro, abrirá os braços espontaneamente. O objetivo básico da massagem nos braços e nas mãos é melhorar a circulação e o tônus muscular, além de favorecer o relaxamento.

1. Descansando as mãos

Apoie as mãos nos braços do bebê com um toque carinhoso, relaxado e com algum peso. Com esse gesto, a criança já entende que a massagem nos braços e nas mãos vai começar.

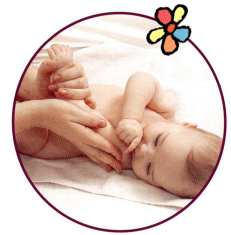

2. Axilas

Deslize a mão suavemente pela axila, passando pelos importantes gânglios linfáticos que se encontram nessa região.

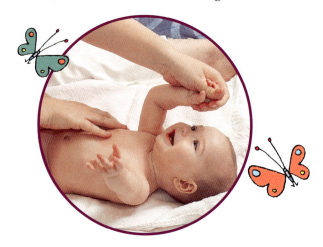

CARINHO É MUITO BOM!

3. Movimento indiano

Adapte suas mãos à posição do bebê sem forçá-la nem tentar mudá-la. Com uma das mãos segure o pulso do bebê; com a outra mão em forma de bracelete envolva o braço do bebê, do mesmo modo que no movimento feito nas pernas, e realize o trajeto desde o ombro até o pulso. Troque de mão alternando a massagem no lado externo do braço e no interno. O corpo do bebê deve ficar bem apoiado na superfície.

4. Compressão e torção

Coloque as mãos em forma de bracelete como no movimento anterior. Faça movimentos giratórios no sentido contrário, como se você estivesse torcendo uma peça de roupa delicada, enquanto as desloca ao longo do braço, saindo do ombro em direção à mão. Mantenha as mãos juntas para não machucar a articulação do cotovelo.

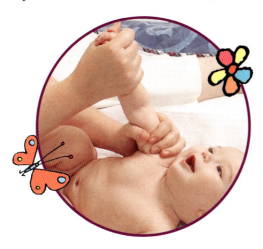

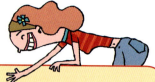

> ### Os três movimentos básicos
>
> A massagem nos braços, do mesmo modo que nas pernas, consta de três tipos de movimentos bem diferenciados e com uma finalidade específica:
> **Movimento indiano:** massageia o braço, do ombro até o pulso, visualizando o estresse e a tensão, que saem pela ponta dos dedos da mão.
> **Movimento sueco:** melhora a circulação no coração.
> **Compressão, torção e rolamento:** incide na musculatura, por isso melhora o tônus muscular e favorece o relaxamento.

5. Puxando um fio

Segure a mão do bebê e procure abri-la com seus polegares. Se perceber resistência, não force, sobretudo se o bebê for muito novinho. Realize um rolamento em cada um dos dedos; alongue o movimento no ar, para fora do dedo, como se estivesse puxando um fio imaginário. A maioria das crianças adora e isso, já que as mãos – as próprias ou de outras pessoas – atraem muito a sua atenção.

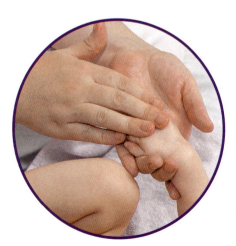

6. Dorso da mão

Deslize sua mão sobre a mãozinha do bebê em direção aos dedos.

CARINHO É MUITO BOM!

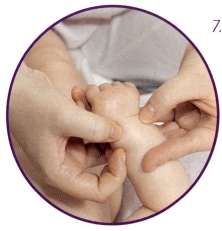

7. Círculos no pulso

Faça pequenos círculos ao redor do pulso, como se estivesse desenhando uma pulseira de argolas.

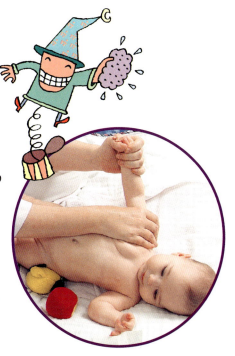

8. Movimento sueco

Este movimento é feito do mesmo modo que o movimento indiano, mas em sentido contrário, ou seja, do pulso para o ombro. Tente amoldar a sua mão ao braço do bebê. Estabilize o ombro da criança para que seu corpo fique bem apoiado sobre a base.

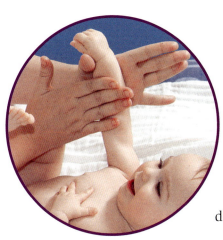

9. Rolamento

Com as mãos espalmadas, faça rolar delicadamente o braço do bebê. O movimento é semelhante ao que você fez nas pernas (modo primitivo de acender o fogo).

10. Toques de relaxamento

Amolde suas mãos com delicadeza ao braço do bebê enquanto o balança levemente ou apenas o toca, para facilitar o relaxamento.

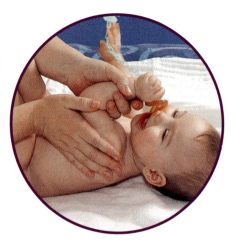

11. Integração

Deslize as mãos a partir dos ombros do bebê até os pés, passando por braços, mãos, tórax, abdome e pernas. O movimento deve ser uniforme para que todas as partes massageadas sejam integradas.

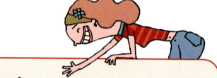

Toques de relaxamento

Este tipo de movimento ajuda a criança a liberar a tensão não só do local massageado, mas do corpo como um todo. Vocês dois precisam estar muito relaxados para realizá-lo. Amolde suas mãos com delicadeza à parte do corpo do bebê que deseja relaxar, enquanto a balança levemente ou apenas a toca, para facilitar o relaxamento. Ao observar que os músculos da criança estão bem distendidos, fale com um grande sorriso: "Muito bem! Você relaxou o braço!". Esses movimentos podem ser aplicados em diferentes partes do corpo e em distintos momentos do dia, por exemplo, ao vesti-lo ou um pouco antes da soneca.

ROSTO

O objetivo básico da massagem no rosto é ajudar a relaxar a tensão que o bebê acumula nessa região devido, sobretudo, à sucção, à dentição, ao choro e à gesticulação cada vez maior em sua interação com o mundo que o cerca.

Enquanto para algumas crianças a massagem no rosto tem uma ação particularmente relaxante, capaz até de fazê-las dormir, para outras pode ser bastante incômoda. De todo modo, devemos evitar invadir seu campo de visão; para isso, as mãos do adulto devem se aproximar do rosto da criança pelas laterais e não pela frente. Respeite sempre o limite daquilo que a agrada.

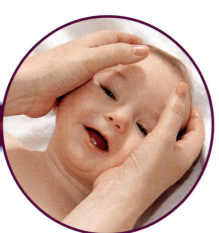

1. Testa

Coloque as mãos delicadamente no centro da testa do bebê, cuidando para que os olhos e o nariz permaneçam livres. Deslize as mãos em direção às laterais, como se estivesse alisando as folhas de um livro.

2. Sobrancelhas

Deslize os polegares suavemente sobre as sobrancelhas do bebê, do centro para fora. Desse modo você o ajudará a relaxar os olhos.

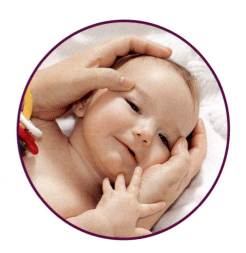

3. Seios nasais e músculos das bochechas

Pressione suavemente os dois lados da base do nariz com os polegares. Deslize-os para baixo e continue o trajeto em diagonal sobre as bochechas. Esse movimento ajuda a abrir os seios nasais e a relaxar as bochechas.

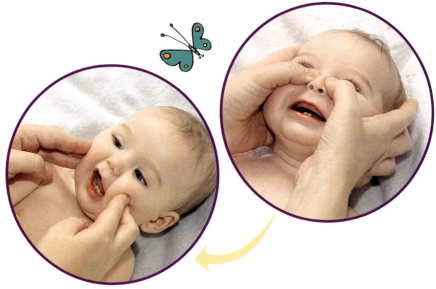

A massagem como "alimento"

A massagem é de grande utilidade para bebês prematuros. Sua aplicação ajuda na recuperação e acelera o aumento do peso. Se adotada como complemento dos cuidados intensivos que o bebê recebe no hospital, pode reduzir consideravelmente o período de hospitalização.

O contato físico aplicado adequadamente regula o organismo da criança, aumentando o apetite; por isso, é especialmente recomendado para bebês com peso abaixo do normal. A massagem se transforma, assim, em uma fonte a mais de alimento, e a frequência com que é aplicada é tão importante quanto a regularidade e a qualidade da alimentação habitual.

CARINHO É MUITO BOM!

4. Desenhando sorrisos

Com a ajuda dos dedos polegares, desenhe um sorriso sobre o lábio superior, e depois sobre o inferior. Você também pode fazê-lo sobre os dois lábios usando os dedos indicador e médio.

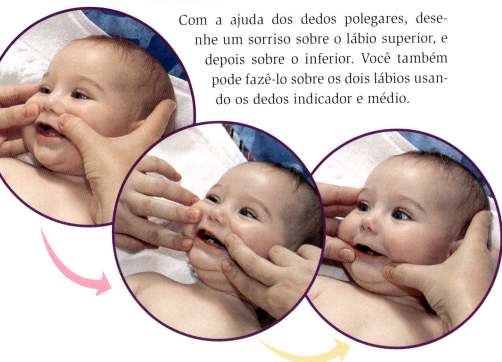

5. Relaxando a mandíbula

Com as polpas dos dedos, com as duas mãos ao mesmo tempo, desenhe pequenos círculos ao redor da mandíbula.

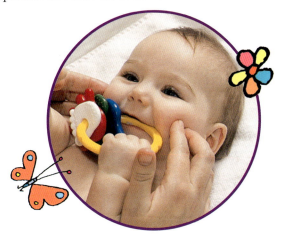

6. Orelhas, pescoço e queixo

Massageie com as polpas dos dedos por cima das orelhas, desenhando seu contorno (as duas ao mesmo tempo). Deslize as mãos pela parte posterior das orelhas e continue o trajeto sob a mandíbula. Além de relaxar esta parte do corpo, você estará massageando os gânglios linfáticos dessa região.

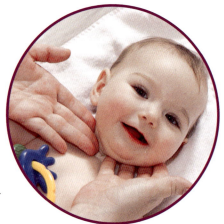

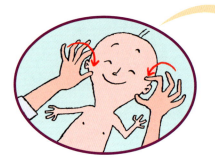
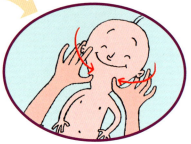

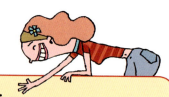

Sessões diárias

Muitas vezes, uma sessão diária de massagem, enquanto a criança é pequena, pode compensar com folga as horas de separação que, com frequência, nossas ocupações cotidianas nos impõem.

Poderemos nos deliciar com inestimáveis momentos de interação com nossos filhos: olhar para eles, escutá-los... E aprenderemos a compartilhar, entender e aceitar os diferentes estados de espírito pelos quais vão passando.

Tudo isso contribui para a formação de vínculos muito positivos, que fundamentam toda a estrutura psicomotora da pessoa, ao longo de seu desenvolvimento.

COSTAS

A massagem nas costas corresponde à parte mais relaxante de todas, tanto para os bebês quanto para as crianças maiores. As pernas, os pés e as costas costumam ser as partes preferidas.

Para realizar esses movimentos, coloque o bebê de bruços de frente para você, ou então em cima de suas pernas esticadas (se você cruzar os pés, o bebê ficará mais elevado). Depois de alguns meses de vida, os bebês gostam de ficar brincando com algum objeto ou olhando-se em um espelho enquanto recebem a massagem. Essa mudança da posição muitas vezes favorece a continuação da massagem.

1. Descansando as mãos

Ajeite bem o bebê. Coloque as mãos quentes e relaxadas sobre as costas do bebê. Com esse gesto a criança já entende que a massagem nas costas vai começar.

2. Vaivém

Apoie as mãos, juntas, na parte superior da coluna vertebral do bebê em sentido perpendicular. Em seguida, deslize-as com movimentos de vaivém, alternando-as e amoldando-as às costas da criança. Desça aos poucos em direção ao bumbum e torne a subir em direção aos ombros, devagar, sem deixar de manter o contato com a pele, para depois descer novamente.

3. Varredura superior

Deixe uma mão fixa no bumbum da criança, com firmeza, mas sem apertar. Em seguida, com a outra mão, desça desde os ombros, realizando uma varredura, até encontrar a mão que está sobre o bumbum. Amolde sua mão às costas do bebê e repita o movimento. Não se trata de roçar ou acariciar a pele; a mão deve deslizar com firmeza e bem lentamente. Quanto mais lento e natural for o movimento, mais profundo será seu efeito.

4. Varredura completa

Este exercício é muito semelhante ao anterior, embora agora a mão fixa se posicione nos pés do bebê para segurá-los. A outra mão percorre as costas, como antes, só que não para no bumbum, mas continua pelas pernas até os calcanhares e torna a repetir o movimento.

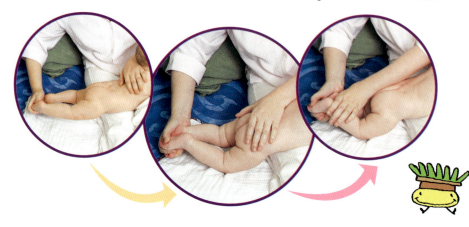

CARINHO É MUITO BOM!

5. Círculos nas costas

Com as polpas dos dedos, faça pequenos círculos em toda a extensão das costas, começando pelos ombros e indo até o bumbum.

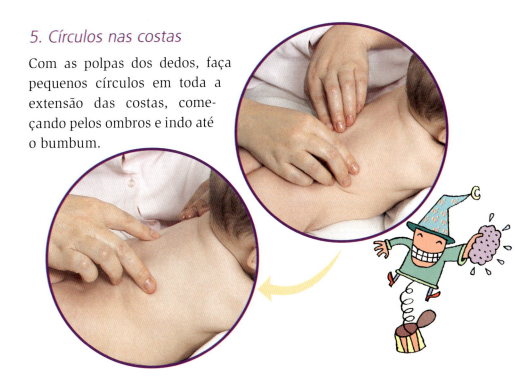

6. Passando o pente

Com todos os dedos da mão separados, desça pelas costas, dos ombros ao bumbum. Ao repetir o movimento, faça-o de modo cada vez mais leve, até que na última descida dê a impressão de estar passando uma pena.

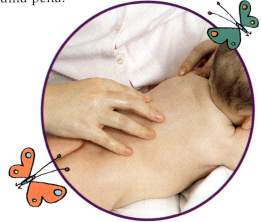

MERCÈ SIMÓN • MARIÁN SÁNCHEZ • QUECA ELIZALDE

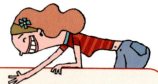

As mensagens que o tato transmite

Através do tato o bebê consegue sentir aquilo de que mais precisa: o abraço, o conforto e a confiança, e com isso satisfazer sua necessidade de apego e de vinculação a outro ser humano. Isso lhe abrirá as portas para o fascinante mundo dos sentidos e dos vínculos, que o acompanhará durante toda a vida.

Logo nas primeiras fases do ser humano, nas quais o mundo sensorial prevalece sobre o intelectual, o tato é a melhor linguagem que podemos usar para transmitir amor ao nosso filho. Sem essa sensação firme e amorosa, o bebê se sentiria abandonado. Carece do abraço que o ampare quando se sente inseguro, e do contato com outra pele que o ajude a liberar suas tensões e a diminuir a ansiedade.

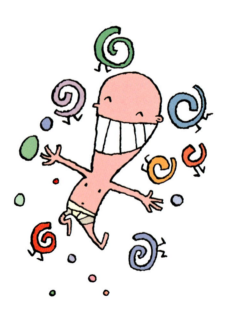

ALONGAMENTOS SUAVES

Estes exercícios combinam, de forma especial, a suavidade e a firmeza. Costumam agradar muito às crianças, e, basicamente, seus objetivos são:

- ▸ alongar com delicadeza os braços e as pernas;
- ▸ endireitar a coluna vertebral;
- ▸ agir sobre a barriga e a bacia.

1. Braços cruzados

Segure as mãos e os pulsos do bebê ao mesmo tempo, e cruze seus braços sobre o peito. Torne a repetir o movimento de cruzar os braços, alternando o braço que está acima e embaixo. Em seguida, alongue os braços abrindo-os com cuidado. A sequência é: cruzar, cruzar, cruzar e abrir. Repetir três vezes.

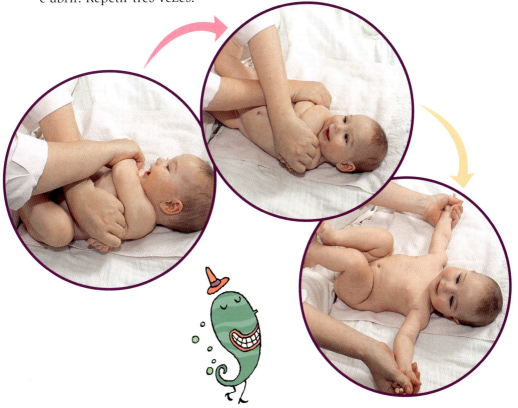

2. Braço e perna cruzados

Com uma das mãos, segure o braço do bebê pelo pulso e, com a outra mão, segure a perna do lado oposto pelo tornozelo. Sem forçar, desça o braço até o tórax e suba o pé até o ombro (com o joelho flexionado). Em seguida, torne a cruzá-los de modo que agora fique por cima o membro que antes estava embaixo. Depois, alongue a perna e o braço em sentido oposto. A sequência é: cruzar, cruzar, cruzar e abrir. Repita o exercício do outro lado.

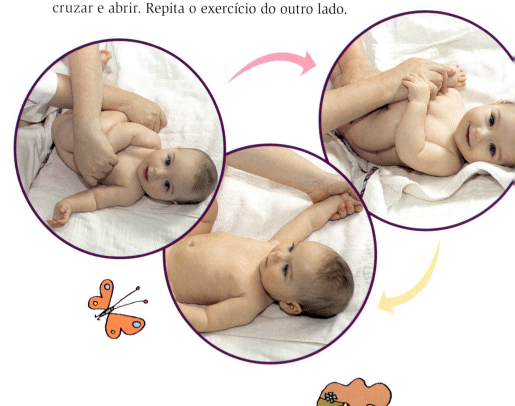

Um truque diante da resistência

Se o bebê mostrar resistência para flexionar ou alongar as extremidades, sacuda--as delicadamente para obter o efeito relaxante pretendido.

3. Pernas cruzadas

Segure os pés do bebê e eleve as pernas, cruzando-as uma sobre a outra em cima da barriga. Alterne a posição das pernas. Repita o movimento três vezes. Depois alongue as pernas em sua direção. A sequência é: cruzar, cruzar, cruzar e alongar. Torne a repetir a série completa. É um bom exercício para tonificar o trato digestivo.

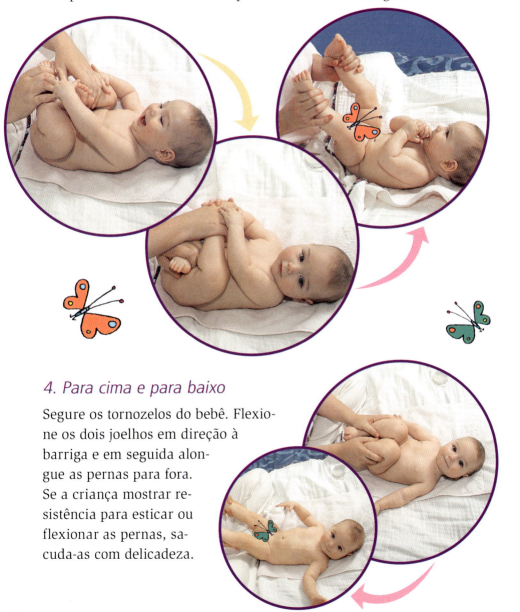

4. Para cima e para baixo

Segure os tornozelos do bebê. Flexione os dois joelhos em direção à barriga e em seguida alongue as pernas para fora. Se a criança mostrar resistência para esticar ou flexionar as pernas, sacuda-as com delicadeza.

5. Bicicleta

Segure o bebê pelos tornozelos e flexione um dos joelhos em direção à barriga, e em seguida o outro. Depois alongue as pernas sacudindo-as com delicadeza para que relaxem. A sequência é: direita, esquerda, direita e alongar. Repita a série de modo a alternar a perna que inicia o exercício.

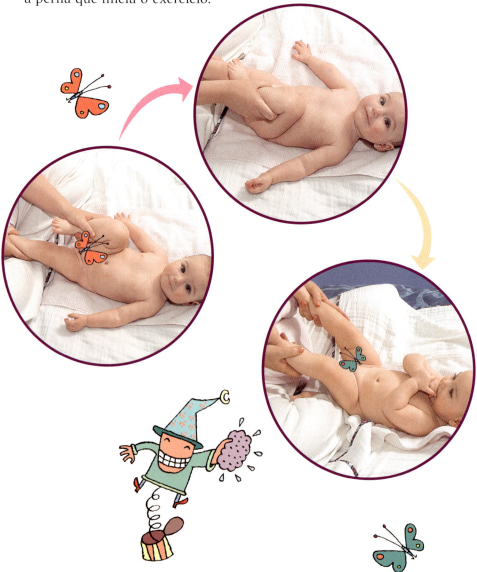

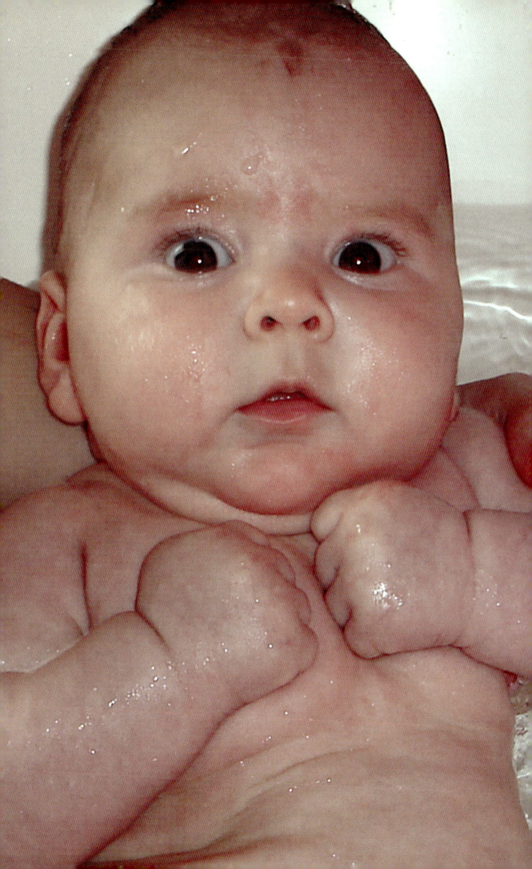

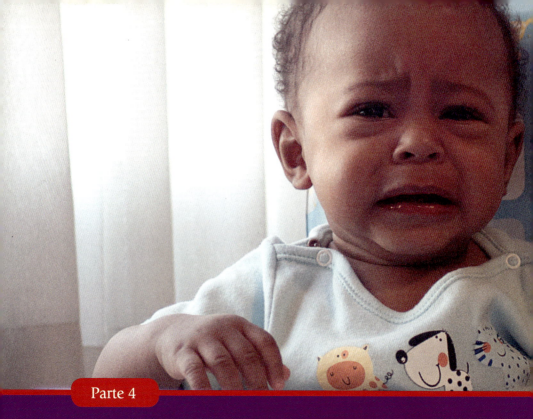

Parte 4

Indisposições leves e cólicas

1. Febre, coriza, catarro no pulmão ou congestão nasal
2. Gases e cólicas
3. Sequência para aliviar as cólicas

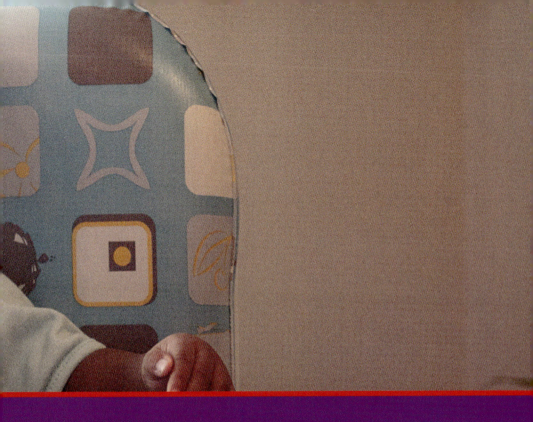

Depois de ler as páginas anteriores e ter dado início à prática da massagem com nosso bebê, comprovamos que esse é um dos hábitos que mais favorecem o desenvolvimento do organismo da criança e a relação entre pais e filhos. A comunicação será potencializada, o crescimento será seguramente melhor e os laços afetivos ficarão para sempre fortalecidos.

Além disso, a massagem pode se transformar em uma aliada no caso de doenças, lesões ou distúrbios de saúde do nosso filho. Sua aplicação continuada ainda pode aliviar – e até mesmo evitar – cólicas, gases e prisão de ventre. Também as vias respiratórias podem ser descongestionadas com a utilização de exercícios adequados. Isso tudo traz calma ao bebê e a nós, além de ganhos em termos de autoconfiança e confiança mútua.

Nas próximas páginas, aprenderemos a aliviar os desconfortos mais frequentes do bebê. Nossas mãos se transformarão no melhor complemento aos cuidados médicos e, além de transmitir afeto, estaremos proporcionando saúde ao nosso filho.

1. Febre, coriza, catarro no pulmão ou congestão nasal

Catarro e resfriados são muito comuns em crianças. Podemos considerar normal que tenham entre sete e oito episódios em um ano, especialmente quando possuem irmãos mais velhos ou começam a frequentar a creche ou berçário, período em que aumenta a possibilidade de contágio.

Os sintomas típicos costumam ser a presença de um pouco de febre, abatimento, congestão nasal e tosse. Em geral, duram de seis a sete dias e não costumam apresentar maiores complicações; o bebê só precisará de repouso, bastante líquido e a medicação indicada pelo pediatra para controlar os sintomas. Entretanto, como em qualquer outra infecção, podem surgir complicações como otite, bronquite, sinusite etc., diante das quais temos de procurar o pediatra ou o serviço de pronto atendimento médico para evitar uma infecção generalizada.

Nunca devemos administrar remédios por conta própria, ainda mais em se tratando de um bebê. Devemos evitar também o uso de remédios caseiros e plantas medicinais que podem ser totalmente contraproducentes para a criança (o eucalipto pode afetar o sistema nervoso, a menta pode agravar problemas respiratórios, o anis-estrelado pode ser muito tóxico etc.).

Febre

De modo geral, as crianças pequenas apresentam temperatura corporal superior à dos adultos e a variação diária também parece ser maior. Muitos bebês e crianças desenvolvem febres altas até mesmo com viroses simples.

Se o bebê estiver um pouco febril, não será necessário suspender as sessões de massagem. Se a temperatura estiver na marca dos 38ºC ou mais, será melhor não realizar muitos movimentos, mas as nossas mãos descansando em seu corpo lhe transmitirão calma, segurança e afeto, e indicarão que estamos por perto para ajudá-lo a se recuperar. Umedecer as mãos com água um pouco mais fria que a pele do bebê também ajuda a baixar a febre.

Congestão nasal

Os movimentos dos dois lados do nariz em direção às maçãs do rosto relaxam toda a área afetada e proporcionam alívio, além de ajudar a liberar a secreção.

Catarro no pulmão

Os movimentos de abertura sobre o peito também ajudarão a relaxar a área congestionada e, por conseguinte, a respirar melhor.

Nos dois casos, o uso de um umidificador pode auxiliar a amolecer o catarro e desobstruir as vias respiratórias.

Em caso de qualquer doença ou lesão em que a massagem não seja recomendável, nossas mãos quentes e carinhosas também serão de grande ajuda, transmitindo amor e segurança, e contribuindo para o bebê descarregar as tensões que podem estar sendo produzidas pelo tratamento ou pela situação.

Será que está doente?

Quando algum dos sintomas abaixo se apresentar, vale a pena consultar o pediatra para saber qual a melhor conduta a seguir:

- temperatura acima de 38ºC;
- choro frequente ou irritação;
- recusa toda oferta de comida e bebida;
- apresenta vômitos e diarreia;
- aparenta ter dor de garganta;
- surgem pontos vermelhos no corpo (erupções).

MERCÈ SIMÓN • MARIÁN SÁNCHEZ • QUECA ELIZALDE

2. Gases e cólicas

No período entre três semanas e três meses de vida, costuma ser muito comum a ocorrência de episódios de cólicas ou gases, os quais provocam um choro agudo no bebê. Nessa hora, os pais costumam se sentir impotentes e sofrem por não encontrar um modo de ajudar seu filho.

Não se sabe exatamente o que provoca a cólica no bebê; o motivo pode estar na imaturidade de seu sistema digestivo, no estresse ao se deparar com tantas coisas novas e, inclusive, em seu grau de sensibilidade aos estímulos recebidos. Alguns alimentos ingeridos pela mãe lactante também podem contribuir.

Antes de tudo, é preciso descartar qualquer outra causa, por isso se recomenda procurar o pediatra. É importante distinguir o choro por cólica dos outros tipos de choro. Existe uma tendência a atribuir o choro do bebê sem causa aparente às cólicas, mas nem sempre é assim. Existem diversas razões pelas quais ele chora, e algumas são difíceis de identificar. Se constatarmos que realmente está com cólica, a massagem pode ser bastante eficiente para aliviá-la.

Está chorando por causa de cólica ou gases?

O choro de um bebê com cólica é agudo e repentino, silencia por alguns instantes e torna a recomeçar. Fecha as mãos, encolhe as pernas e arqueia a coluna. A princípio, por ser difícil identificar o motivo, os pais não conseguem acalmar a criança e se perguntam o que devem fazer. Essa circunstância costuma criar tensões entre os adultos, as quais são absorvidas facilmente pelo bebê, criando-se assim um círculo vicioso difícil de quebrar.

O que fazer no momento da cólica

Antes de tudo, convém ter em mente que a cólica não é uma patologia, é passageira e, portanto, não

CARINHO É MUITO BOM!

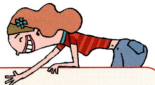

A nossa alimentação influi na cólica do bebê

Durante o período em que estivermos amamentando, será conveniente rever nossa dieta e observar se algum dos alimentos a seguir está produzindo cólicas no bebê:

- Cítricos ou ácidos.
- Laticínios (leites e queijos de fermentação rápida).
- Legumes.
- Verduras brancas.
- Comidas apimentadas.
- Teína ("cafeína" do chá).
- Cafeína.
- Chocolate.
- Bebidas gasosas.
- Glúten.

deve ser motivo de pânico. Em segundo lugar, devemos nos armar de paciência e procurar manter a calma. Por fim, podemos experimentar alguns dos recursos detalhados a seguir:

- Coloque o bebê próximo a você – de bruços sobre o seu braço, como se estivesse suspenso – e balance-o um pouco.
- Nessa mesma posição, ponha algum objeto quente sobre o qual possa apoiar sua barriguinha.
- Prepare um banho quente. O banho ajudará o bebê a se acalmar e permitirá que você faça uma massagem eficaz. Esfregue as mãos com um pouco de óleo e experimente fazer movimentos de cima para baixo em sua barriguinha, para ajudá-lo a expelir os gases.

Se você transmitir calma ao bebê com as mãos e demonstrar compreensão, mesmo que o efeito não seja imediato, o pequeno estará recebendo uma mensagem de confiança e terá a certeza de que, quando precisar de apoio, você estará ao seu lado para ajudá-lo.

3. Sequência para aliviar as cólicas

O objetivo desta sequência é induzir o bom funcionamento do sistema gastrointestinal do bebê. Não deve ser aplicada nos momentos de crise, e sim em estado de vigília ativa, quando ele se mostrar receptivo, calmo e sem dor. Podemos repetir toda a série três ou quatro vezes, várias vezes ao dia, aproveitando as trocas da fralda, por exemplo.

1. Descansando as mãos

Ao começar a sequência, estabeleça contato com a barriga do bebê, apoiando as mãos sobre ela. É muito importante que você mantenha a calma, mesmo que seu filho se agite ou chore. Lembre-se de que pelo tato transmitimos nosso estado de espírito e que o bebê capta especialmente nossa ansiedade.

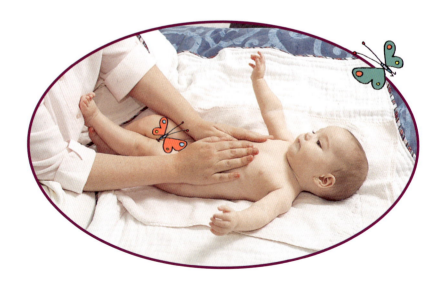

CARINHO É MUITO BOM!

2. Ondas ou roda d'água

Com a mão espalmada, amoldada à barriga do bebê, deslize em movimento de cima para baixo. Repita a ação seis vezes. Mantenha permanentemente o contato. Para isso, você deverá manter uma das mãos sempre sobre a barriga do bebê; quando uma estiver chegando ao final, a outra recomeça o movimento. Para facilitar a saída dos gases, massageie apenas com uma mão, enquanto com a outra mantenha as perninhas dele levantadas.

3. Joelhos para cima e para baixo

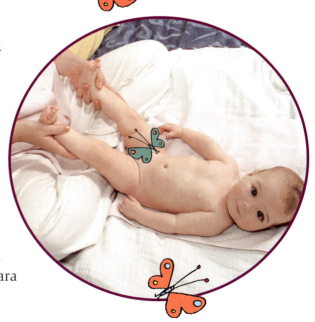

Junte os joelhos do bebê e leve-os até a barriga exercendo uma suave pressão. Mantenha a posição durante cinco ou dez segundos. Essa posição facilita a saída dos gases. Depois, alongue as perninhas do bebê, sacudindo-as levemente para relaxar.

4. Sol e lua

Com a mão esquerda, desenhe um círculo completo ao redor do umbigo, sempre no sentido horário, imaginando que é um sol. Com a direita desenhe uma lua. Repita esse movimento seis vezes. É importante manter o contato sobre a barriga do bebê.

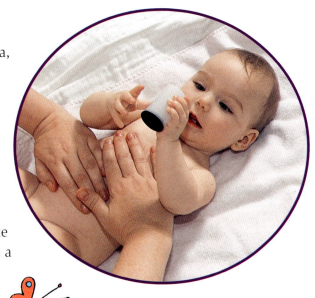

5. Joelhos para cima e para baixo

Repita o movimento do item 3.

6. Toques de relaxamento

Para finalizar, você pode aplicar toques de relaxamento em forma de um suave balanço de quadris. Isso ajuda a liberar tensão e relaxar.

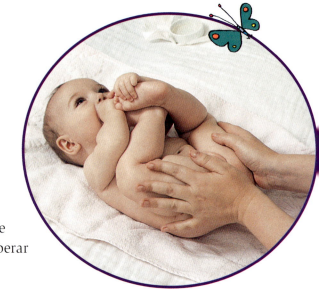

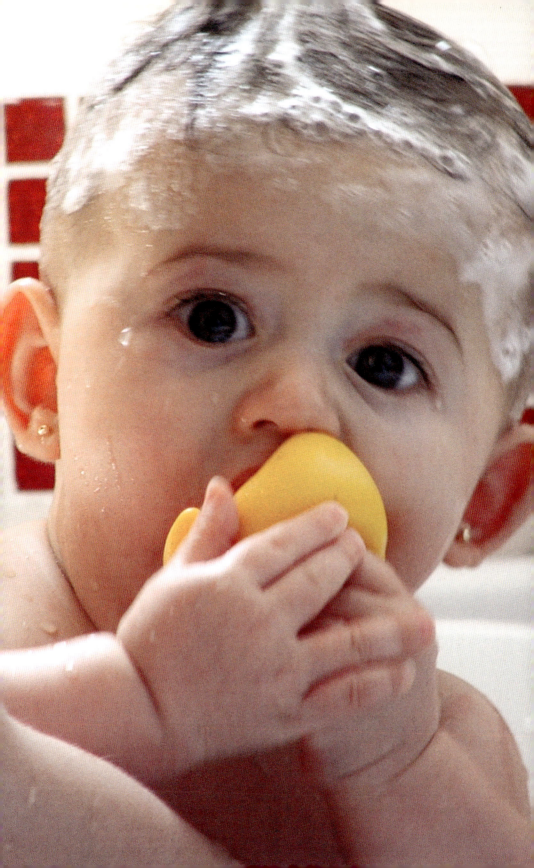

Impresso na gráfica da
Pia Sociedade Filhas de São Paulo
Via Raposo Tavares, km 19,145
05577-300 - São Paulo, SP - Brasil - 2014